Docteur L. PEYRAZAT

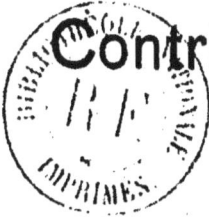

Contribution à l'Etude

du

MÉNINGISME

(Sur un cas de Méningisme hystérique post-grippal)

TOULOUSE

GIMET-PISSEAU, ÉDITEUR
66, Rue Gambetta, 66
—
1907

Docteur L. Peyrazat

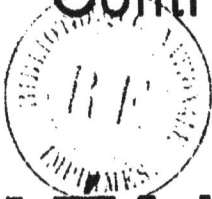

Contribution à l'Etude

du

MÉNINGISME

(Sur un cas de Méningisme hystérique post-grippal)

TOULOUSE

GIMET-PISSEAU, Éditeur

66, Rue Gambetta, 66

1907

A la Mémoire de mes Frères

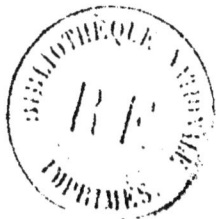

———

A ma Mère

———

A mon Père

———

A ma Sœur — A mes Frères

———

A mes Parents — A mes Amis

A mes Maîtres

————

A mon Président de Thèse

AVANT-PROPOS

Sur le point d'achever nos études médicales, nous ne saurions faillir à l'usage qui veut que les premiers mots de notre thèse inaugurale soient des mots de remerciements et de reconnaissance pour nos maîtres, usage qui s'harmonise bien, d'ailleurs, avec nos sentiments intimes.

Qu'il nous soit permis d'envoyer d'abord notre hommage de gratitude aux professeurs de la Faculté de Médecine de Bordeaux qui guidèrent nos premiers pas dans la voie médicale. Parmi eux, il en est deux à qui va plus particulièrement notre souvenir, tant ils nous donnèrent de marques de leur bienveillance, pendant que nous étions leur externe à l'Hôpital des Enfants : M. le docteur Emile Bitot et M. le docteur Rousseau Saint-Philippe. Leur enseignement, le dévouement avec lequel ils accomplissaient leur tâche souvent ingrate, ont laissé en nous des traces trop profondes pour que nous puissions jamais les oublier.

Nous avons été moins longtemps en contact avec nos maîtres de la Faculté de Toulouse; mais ceux dont nous avons entendu les fortes leçons, ceux dans les services desquels nous avons fait un stage, ont droit aussi à nos remerciements, à toute notre reconnaissance : c'est à eux que nous devons la plus grande partie du peu que nous savons. Qu'en particulier M. le professeur Mossé veuille bien en recevoir l'hommage, et pour la bienveillance qu'il n'a cessé de nous témoigner, et pour les conseils éclairés qu'il nous prodigua, et pour l'honneur qu'il nous fait d'accepter la présidence de notre thèse.

Nous ne saurions assez remercier aussi M. le docteur Lautré, inspecteur des Enfants assistés, pour la bienveillance avec laquelle il nous donna les renseignements concernant notre malade, et M. le docteur Serr, chef de Clinique médicale, pour l'amabilité avec laquelle il se mit à notre disposition pour nous aider à en recueillir l'observation.

Qu'enfin aux camarades qui furent nos

compagnons des bonnes comme des mauvaises heures, qu'à tous ceux qui s'intéressaient à nous, il leur soit dit le bon souvenir que nous emporterons d'eux dans la vie.

INTRODUCTION

———

Pendant que nous suivions le service de Clinique médicale de M. le professeur Mossé, nous avons eu l'occasion d'observer un cas de méningisme assez remarquable et complexe, en raison surtout des phénomènes qui avaient précédé son apparition.

Il s'agissait d'une jeune fille de 20 ans, ayant présenté dans son enfance du nervosisme, puis des douleurs rhumatismales, et entrée à 19 ans seulement dans l'hystérie active par une grande frayeur. Elle fut soignée pour ces crises dans une des salles du service de M. le professeur Caubet. Elles étaient caractéristiques, presque classiques; notre malade était donc, à n'en pas douter, une hystérique.

La même année elle présenta des douleurs d'oreilles violentes accompagnées d'un léger écoulement dont la disparition fut rapide, bien que les douleurs n'aient jamais cessé complètement.

L'année suivante, dans le courant de l'hiver, elle eut la grippe, et ce fut pendant la convalescence de cette maladie qu'elle présenta des accidents ménin-

gitiques assez intenses pour lesquels elle fut envoyée
à l'Hôtel-Dieu.

Mais bien plus que d'une méningite vraie, nous
croyons que nous nous sommes trouvé là en présence d'un cas de méningisme hystérique post-grippal et nous avons pensé qu'il serait intéressant de
faire de cette observation le point de départ de notre
thèse.

Ce sujet est, on le voit, étroitement limité: nous
n'avons pas la prétention de le traiter à fond. Nous
le ferons selon nos moyens qui sont bien faibles et
nous prierons nos juges de nous réserver toute leur
habituelle bienveillance, toute leur indulgence.

Dans une première partie, nous nous proposons de
traiter de l'étiologie et de la pathogénie du méningisme hystérique post-grippal.

Dans la deuxième, nous en exposerons la symptomatologie.

Dans un troisième paragraphe, nous tenterons d'en
établir le diagnostic différentiel, surtout au point de
vue du cas qui nous occupe.

Dans un dernier chapitre enfin, nous avons réuni
quelques observations et parlé brièvement du traitement.

Etiologie. — Pathogénie.

On a pu décrire dans la grippe une forme nerveuse se traduisant par une céphalalgie intense, des vertiges, une dépression physique et morale très profonde, du délire, des phénomènes comateux. Dans cette forme, les symptômes semblent indiquer que les effets de la maladie portent plus spécialement sur le système cérébro-spinal. Ceux-ci peuvent d'ailleurs intéresser non seulement l'encéphale et ses enveloppes, mais encore la moelle et les nerfs périphériques et donner lieu à des phénomènes méningés ou spinaux d'une intensité très grande, qui ont été décrits sous le nom de méningisme grippal.

Ce sont les enfants et les femmes qui sont atteints de préférence, bien que les adultes mâles n'en soient pas tout à fait exempts, témoin l'observation XIV, tirée de la thèse de M. Lamouroux et qui concerne un homme de 40 ans. On a donné comme cause de ce fait la susceptibilité plus grande du système nerveux chez la femme, et chez l'enfant on a invoqué l'intensité des processus nutritifs dont l'écorce cérébrale est le siège à un âge où le développement des circonvolutions acquiert son maximum d'intensité, développement qui en ferait à cette période de la vie un lieu de moindre résistance aux infections et aux intoxications.

Mais l'apparition du méningisme, quelle que soit l'infection qui l'ait provoqué, est intimement liée à des prédispositions névropathiques; toutes les observations montrent quelle part il faut faire à l'hystérie dans la production du syndrôme de Dupré.

On sait, d'ailleurs, le rôle que jouent les maladies infectieuses dans l'éclosion de la névrose même qui jusqu'alors ne s'était pas révélée et dont le méningisme peut être la première des manifestations, les autres signes pouvant n'apparaître que par la suite. M. Dupré, au premier Congrès de médecine français, de Lyon, 1894, disait : « ... Aussi faut-il considérer comme hystériques, en puissance, les enfants qui, pour une raison ou pour une autre, ont présenté de la pseudo-méningite. Celle-ci, en effet, ne constitue qu'un épisode de l'histoire pathologique de ces enfants ; et dans cette histoire à peine commencée, la pseudo-méningite peut être ou paraître le premier épisode en date, mais il faut attendre la suite de l'observation qui peut venir en éclairer le début et permettre de reconnaître la véritable nature des accidents passés ».

La grippe, parmi les maladies infectieuses, mérite une place importante comme agent provocateur de l'hystérie. Aussi, quand on est mis en présence d'accidents méningitiques, ou à forme méningitique, éclatant parfois au début, plus souvent à l. fin de la maladie, il semble que l'on peut penser à l'interprétation suivante des faits : grippe faisant apparaître une hystérie latente, existant seulement en puissance, ou bien grippe réveillant une névrose dont l'existence s'est déjà révélée par d'autres signes et se manifestant alors, dans les deux cas, sous forme de méningisme. Ce serait ce que M. le professeur Arnozan appelait : « L'attaque d'hystérie à forme méningitique ».

Ce fut Dupré qui, au premier Congrès de médecine de Lyon, en 1894, créa le mot de *méningisme* par analogie avec celui de péritonisme créé par Gubler, en 1876. *Je propose, dit l'auteur, de désigner par le terme de méningisme l'ensemble des symptômes éveillés par la souffrance des zones méningo-corticales et indépendantes de toute altération anatomique saisissable.* Ce n'est donc qu'un syndrome qui survient au cours d'états morbides les plus divers, chez les prédisposés de préférence, et qui rappelle de plus ou moins près le tableau clinique de la méningite vraie. Il était donc utile de créer ce néologisme, répondant à la réalité des faits et établissant une démarcation nette entre la méningite vraie et les phénomènes d'apparence méningitique, si fréquents au cours de certaines maladies, de l'hystérie en particulier. Aussi, ce terme fut-il accueilli favorablement, car, ainsi que le disait le président du Congrès, le professeur Potain, il n'existe pas en clinique de fausses maladies. Malgré les objections de Gilles de la Tourette, il a gardé sa place dans la littérature médicale.

Quelle est la pathogénie de ce syndrôme ? Diverses théories ont été émises à ce sujet.

Bouchut admet qu'il s'agit d'un trouble fonctionnel du sympathique vaso-moteur des enveloppes du cerveau. Aussi appelait-il la pseudo-méningite : une névrose congestive de l'encéphale. Cette congestion reconnaîtrait pour mécanisme une hyposthénie des capillaires par paralysie des vaso-moteurs et serait provoquée par action réflexe au cours des états morbides les plus variés.

Enfin, dans certains cas, cet auteur admet l'existence d'une pseudo-méningite primitive ou congestion méningée simple, non inflammatoire, sous la dépendance d'un trouble fonctionnel et primitif du sympathique céphalique. Pourquoi donc, dit-il, les méninges et le cerveau ne pourraient-ils pas être chez l'enfant, comme le poumon ou les autres organes, le siège d'une congestion passagère par excitation directe ou par trouble primitif de l'innervation vaso-motrice ?

Il est probable que l'opinion de Bouchut renferme une grande part de vérité ; cependant le mécanisme de la congestion méningée ne serait pas celui qu'indique cet auteur. Elle serait due plutôt aux toxines en circulation dans le sang, toxines dont la plupart, selon M. Hutinel, seraient des agents de vaso-dilatation ou qui, selon l'opinion de Belfanti, pourraient agir comme poisons convulsivants ou tétanisants.

On a admis, dans certains cas, que le méningisme a une origine purement réflexe, notamment chez les sujets en puissance d'hystérie, ce serait là le méningisme hystérique primitif. Le malade éprouve une douleur d'apparence névralgique dans une région quelconque de la tête et consistant surtout en une hyperesthésie de la peau : le clou hystérique. Le malade concentre inconsciemment son attention sur cette douleur, et bientôt celle-ci, par un phénomène d'auto-suggestion, est l'origine de réflexes : céphalée, raideur de la nuque, vomissements, etc. Chacun d'eux, par action suggestive, ou plus simplement par le phénomène d'irradiation, fait naître à son tour de nouveaux réflexes.

Pour M. Hutinel[1], la plupart des cas de méningismes au cours d'états infectieux doivent être rapportés à ce qu'il appelle des méningites séreuses bénignes. Il se base sur ce fait, entre autres, qu'à la fin de l'épidémie de grippe de 1890, Kranhals en avait observé sept cas s'accompagnant de phénomènes de méningite. Un seul des malades avait guéri, les dix autres étaient morts, et à l'autopsie on avait trouvé pour toute lésion de l'hypérémie et de l'œdème des méninges. Même constatation à l'autopsie d'un malade de M. Grasset en 1895, mort de méningite typhique. Mais il reconnaît, lui aussi, que dans certains cas, dans le méningisme hystérique primitif,

(1) *Revue des Maladies de l'Enfance*, 1902, Leçon clinique : méningisme, méningites séreuses, p. 145.

des symptômes méningés très intenses peuvent apparaître sans qu'il y ait aucune lésion des méninges.

Dans une première catégorie, il place le méningisme qui serait caractérisé par un trouble purement dynamique de la fonction des zones méningo-corticales, d'origine toxique.

Dans une seconde, il y aurait une exsudation séreuse plus ou moins abondante, d'origine toxique, modifiant la quantité et les qualités du liquide céphalo-rachidien, ce serait une méningite séreuse non bactérienne.

Enfin une troisième catégorie, où l'exsudation séreuse contient des germes plus ou moins atténués dans leur virulence qui témoignent par leur présence d'une infection locale.

Mais ce serait là trois stades d'une seule et même infection, et les désordres provoqués seraient d'autant plus intenses qu'on serait à un stade plus avancé.

Ce serait encore dans cette pathogénie du méningisme les microbes et leurs toxines qui joueraient le rôle principal.

Enfin nous allons signaler la théorie de M. Peters[1], qui nous semble mieux répondre à la réalité des

(1) R. Peters. Etude clinique et pathogénique de la pseudo-méningite. *(Archives russes de pathologie, de médecine clinique et de bactériologie).* D'après Broïdo, in *Presse médicale,* 2 août 1902, p. 741.

faits, surtout si nous nous plaçons au point de vue particulier du cas inédit de méningisme hystérique post-grippal que nous avons personnellement recueilli à la clinique de M. le professeur Mossé et dont on trouvera plus loin l'observation détaillée. (Observation I).

Sur les dix-sept cas de méningisme observés par cet auteur et sur lesquels il base son étude pathogénique, cinq malades étaient atteints de grippe, sept de fièvre typhoïde, deux de choléra nostras, un de pneumonie, un de rubéole, pour un autre enfin le diagnostic ne put être fait. Sur ce nombre, quinze cas ont été suivis de guérison, un des malades est devenu idiot, il y a eu un cas de mort. Enfin, chez neuf de ceux qui furent guéris, il se produisit des troubles divers d'origine nerveuse : quatre présentèrent une psychose aiguë, trois eurent de l'aphasie et de la parésie, deux furent pris de mouvements choréiformes qui disparurent au bout de sept à huit jours.

Au point de vue pathogénique, dit-il, on a tour à tour cherché à rattacher le méningisme à une excitation réflexe du cerveau, soit à une intoxication d'origine bactérienne, soit à une modification du coefficient osmotique des cellules nerveuses, soit enfin à une hypérémie des vaisseaux cérébraux.

Pour l'auteur, le méningisme ne serait pas un trouble fonctionnel, mais bien une maladie organique se traduisant surtout par l'altération des parois vasculaires et des exsudats inflammatoires

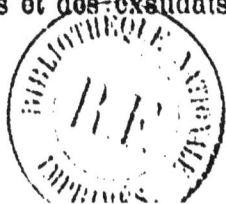

2

péri-vasculaires et péri-cellulaires. Par analogie avec la méningite séreuse de Hutinel, il désigne cette affection sous le nom d'encéphalite séreuse, sorte d'œdème cérébral aigu, se distinguant par l'hyper-leucocytose très abondante, la prolifération des cellules endothéliales des capsules, la localisation pré-dominante dans la substance grise et la destruction des éléments nerveux.

Toutes ces lésions expliquent parfaitement les divers troubles qu'on observe chez les sujets atteints de méningisme. L'exsudat agit probablement non seulement mécaniquement, mais encore chimique-ment par les toxines qu'il véhicule et qui sont la cause probable des troubles psychiques.

Quelle est l'origine de ces toxines? Pour l'auteur elle est endogène, c'est-à-dire qu'il admet une sorte d'auto-intoxication par des produits azotés insuffi-samment oxydés, analogue à celle qui a lieu dans les auto-intoxications chroniques, car :

1° Le méningisme apparaît généralement à un mo-ment où des antitoxines auraient dû déjà se former et neutraliser les toxines ;

2° Le méningisme atteint son acuité, alors que tout indique la régression de l'action des toxines ;

3° Dans tous cas de récidive de la maladie infec-tieuse première, ces récidives ne s'accompagnaient pas de troubles nerveux ;

4° Au moment de l'apparition des troubles ner-veux, la température s'abaissait généralement ;

5° Des troubles en tous points analogues peuvent

s'observer dans des maladies indubitablement non microbiennes (par exemple, les gastro-entérites apyrétiques).

Cette auto-intoxication est due à l'insuffisance des émonctoires et des foyers de destruction des ptomaïnes et des leucomaïnes, ces émonctoires et organes étant atteints dans leur nutrition. Que ce soit sous l'influence d'une maladie chronique, comme le veut la théorie classique des auto-intoxications, ou sous celle d'une infection aiguë, peu importe : le résultat sera le même, et même, *à priori*, il doit être plus marqué dans le second cas, puisque dans les maladies infectieuses aiguës se trouvent le plus souvent atteints tous les organes et appareils de désintoxication.

Ainsi, par exemple, dans la fièvre typhoïde, les toxines bactériennes commencent par altérer les principaux éléments du sang; cette toxhémie provoque les troubles nerveux du début; consécutivement il survient de l'anoxhémie, d'où diminution du processus d'oxydation et d'hydratation intra-cellulaires et rétention des produits d'oxydation incomplète des dérivés azotés.

A toutes ces altérations vient bientôt se joindre l'insuffisance des organes spécialement préposés à la destruction et à l'élimination des toxines, insuffisance due à l'apport aux organes de sang insuffisamment oxygéné. C'est à ce moment que se développe l'auto-intoxication intra-cellulaire où les toxines bactériennes n'ont rien à voir, et qui aboutit au méningisme.

Un fait observé par Peters chez certains malades
parle en faveur de cette hypothèse : c'est l'arrêt de la
diminution du poids du corps et même une certaine
augmentation de celui-ci au moment de l'éclosion de
la pseudo-méningite. Dans les deux cas où la pesée
a pu être faite régulièrement tous les jours, ce fait a
été très net.

Si le méningisme s'observe beaucoup plus rarement
qu'il ne devrait l'être d'après cette pathogénie, c'est
que généralement il a besoin, pour se développer,
non seulement d'une auto-intoxication, mais encore
d'une cause prédisposante antérieure : il faut en
d'autres termes que le système nerveux soit devenu,
pour une cause quelconque, le *locus minoris résis-
tentiæ*. Et, en effet, dans tous les cas observés par
l'auteur, il y avait prédisposition héréditaire ou ac-
quise à des troubles nerveux.

Symptomatologie

Vers la fin du dix-huitième siècle, avec une netteté surprenante, Sydenham dans sa « *Médecine pratique* » disait : « L'hystérie imite presque toutes les maladies qui arrivent au genre humain ; car, dans quelque partie du corps qu'elle se rencontre, elle produit aussitôt les symptômes qui sont propres à cette partie. Et si le médecin n'a pas beaucoup de sagacité et d'expérience, il se trompera aisément et attribuera à une maladie essentielle et propre à telle ou telle partie, des symptômes qui dépendent uniquement de l'affection hystérique ».

Nous verrons par la suite et d'après la symptomatologie du méningisme et d'après les observations que nous avons recueillies, combien est vraie, dans ces deux parties, cette phrase du grand médecin, — et à quel point l'hystérie « imite », pour employer son expression, la méningite tuberculeuse. « Car, dans la circonstance, dit Gilles de la Tourette, elle semble vouloir étaler tout un luxe de phénomènes bien propres à dépister le diagnostic ».

D'ailleurs, Charcot, dans ses « *Leçons du Mardi* » ne cite-t-il pas le cas d'un enfant qui fut soigné par les plus éminents médecins de Paris et abandonné par eux après qu'ils eurent porté le diagnostic de méningite tuberculeuse avec un pronostic fatal. En désespoir de cause, Charcot fut appelé en consultation et invita ses confrères à y assister : ceux-ci n'en firent rien, estimant, sans doute, le cas absolument désespéré. Mais Charcot, pénétrant dans la Chambre où était couché le petit malade, l'aperçut faisant certains mouvements des bras, mouvements d'apparence choréiforme, et immédiatement son siège fut fait ; il appela les parents éplorés, les rassura et, à leur grande surprise, leur dit que jamais leur enfant n'avait été atteint de méningite tuberculeuse. Et, effectivement, les phénomènes méningés s'amendèrent et la guérison survint rapidement.

Dans la plupart des observations ci-jointes, nous verrons encore que furent nombreuses les erreurs de diagnostic au début et au cours du méningisme ; dans la plupart d'entre elles, en effet, nous verrons le médecin traitant instituer le traitement de la méningite tuberculeuse : rasage de la tête et frictions à l'huile de croton tiglium sur tout le cuir chevelu, vésicatoires sur la nuque, sangsues aux apophyses mastoïdes, calomel à doses fractionnées. Le plus souvent ce fut le hasard ou la cessation brusque et la guérison très rapide des accidents méningés, qui mirent sur la voie du diagnostic vrai.

C'est dire à quel point les symptômes de ces deux

états pathologiques : méningisme hystérique, méningite tuberculeuse se confondent le plus souvent.

Rarement le début du méningisme est brusque et se produit par l'apparition d'emblée d'une céphalée intense, rapidement suivie de vomissements.

Dans certains cas, en effet, ce début simule de très près celui de la méningite tuberculeuse ; il existe une période prodromique, que Gilles de la Tourette assimile à une *aura* prolongée, période de malaise vague, indéfini, s'accompagnant de modifications de caractère : les malades deviennent tristes, ils ont des rêvasseries, cherchent à s'isoler, ils deviennent capricieux, irritables.

Enfin, dans d'autres circonstances, le méningisme hystérique vient se surajouter à un état infectieux préexistant, tel que la grippe. La maladie suit son cours normal, le plus souvent à tendance nerveuse ; puis vers son déclin, au moment où l'amélioration paraît devoir se produire, on voit survenir un redoublement de céphalée, bientôt suivie des autres signes du méningisme. Dans ce dernier cas, la maladie infectieuse est venue jouer vis-à-vis de l'hystérie le rôle d'agent provocateur et elle s'est montrée sous la forme méningitique.

Quel qu'en soit le début, primitif ou secondaire, après quelques jours, on voit survenir des accidents d'apparence méningée et le syndrome clinique habituel est constitué.

A ce moment s'installent les symptômes cardinaux qu'avait déjà indiqués Briquet : céphalalgie, vomissements, constipation et quelquefois de la fièvre.

La céphalalgie est constante, nous ne croyons pas que son absence ait été signalée une seule fois.

Elle peut être atroce, aussi bien diurne que nocturne, ne laissant aucun repos au malade, ne lui permettant aucun sommeil. Elle se montre sous forme d'exacerbations, de crises qui arrachent aux malades des cris hydrencéphaliques. Quelquefois elle occupe toute la tête, mais le plus souvent elle est localisée à la région frontale, les patients pressent le front entre leurs mains; d'autres fois, comme chez notre malade, elle est hémicrânienne, localisée à la région auriculo-temporale et s'irradiant de là dans toute la tête. Elle est exaspérée par les excitations sensorielles, par le bruit des pas, des conversations, par la lumière, par les mouvements ou les efforts. Elle coïncide, et c'est là un de ses caractères les plus importants et sur lequel nous reviendrons pour établir le diagnostic avec la méningite tuberculeuse, elle coïncide avec des zones hyperesthésiques et hystérogènes du cuir chevelu qu'il sera très important de rechercher pendant l'intervalle des accès.

Les vomissements sont également très fréquemment signalés. Quelquefois même ils constituent le premier en date des symptômes du méningisme hystérique comme dans l'observation de M. Reynaud[1].

(1) Observation IV.

Parfois ils peuvent manquer, comme dans celle de M. Bardol[1]. Ils sont plus ou moins fréquents, se produisent tantôt dès que le malade a absorbé des aliments, tantôt longtemps après. Ils ont tous les caractères du vomissement cérébal, ils se produisent brusquement, sans efforts, sans douleurs, en fusée. Les matières rejetées consistent, soit en débris alimentaires si le vomissement a été immédiat, soit en un liquide verdâtre, mélangé de mucosité dont l'abondance est variable.

Enfin, dans d'autres cas plus rares, on les a vus précédés de nausées, comme dans celui de MM. Dupré et Camus[2]. La constipation est aussi un phénomène fréquent, moins cependant que les deux grands symptômes qui précèdent : c'est une constipation opiniâtre, absolue.

Quant à la fièvre, nous verrons que certains cas ont évolué avec une température normale, se maintenant constamment à 37°[3], d'autres où elle s'éleva à 38° ou 38°6, d'autres enfin ou la fièvre fut très forte et atteignit de 40 à 41°[4].

A ces grands signes, nous verrons s'ajouter en outre dans le syndrome du méningisme hystérique tous ceux qu'on peut observer dans la méningite tuberculeuse, sans qu'aucun fasse défaut.

(3) Observation VI.
(2) Observation XIII.
(3) Observation I.
(4) Observation XIII.

C'est d'abord le délire tantôt tranquille, doux et triste, tantôt violent ou revêtant le caractère professionnel; les contractures des membres supérieurs ou inférieurs, des muscles de l'abdomen produisant le ventre en bateau, des muscles du cou amenant la raideur de la nuque.

Ce sont encore des troubles oculaires : strabisme convergent, de la mydriase signalée dans de nombreuses observations, du myosis plus rare noté par MM. Dupré et Camus; de l'inégalité pupillaire que nous n'avons trouvée relatée que dans une seule observation, celle de M. Reynaud[1] et encore était-elle peu appréciable, de la diplopie.

Il y a une hyperesthésie sensorielle très marquée se traduisant par de la photophobie du côté de l'appareil de la vision, par des bourdonnements d'oreille, des bruits subjectifs très variés, de l'hyperacousie du côté de l'appareil de l'audition.

On signale aussi des troubles vaso-moteurs, fonctions de l'hyperesthesie cutanée ou plutôt de l'hyperexcitabilité du système nerveux : dermographie se traduisant par la raie méningitique, alternatives de pâleur et de coloration de la peau.

On a noté enfin des modifications du rythme respiratoire qui est le plus souvent accéléré mais reste cependant régulier. Le pouls est également modifié; dans la plupart des cas, on a noté son accélération,

(1) Observation IV.

c'est le phénomène le plus fréquent. Cependant
M. Chantemesse, dans sa thèse de 1884, a constaté un
ralentissement remarquable jusqu'à quarante-cinq à
la minute, M. Pitres dit qu'il ne l'a jamais trouvé irrégulier, irrégularité cependant que signale M. Rœsch
dans sa thèse de 1895[1].

Enfin on a rencontré encore'dans le méningisme,
deux des grands signes de la méningite tuberculeuse : le signe de Kernig et le signe de Babinsky[2].

L'aspect extérieur du malade est, dans un grand
nombre de cas, bien fait également pour compliquer
le diagnostic : tous les auteurs, en effet, signalent
l'aspect hostile du visage, les sourcils froncés, l'abattement, la prostration. Les malades sont couchés en
chien de fusil, la face obstinément tournée vers le
mur, revenant à cette position si on tend à la modifier,
se refusant à tout examen, répondant par monosyllabes ou par des marmottements inintelligibles aux
questions qu'on leur pose.

Quoiqu'il en soit de cette richesse, de ce luxe de
symptômes que met en œuvre l'hystérie, ils n'ont de
valeur que par leur groupement et leur évolution.
Aucun d'eux pris à part n'est pathognomonique du
méningisme hystérique, aucun même n'est indispen-
sable au diagnostic. Ils peuvent avoir dans la névrose
une existence individuelle; certains d'entre eux peuvent coexister, donner lieu à des syndrômes d'appa-

(1) Observation VII.
(2) Observation XIII.

rence organique selon qu'ils sont groupés, selon qu'ils évolueront de telle ou telle façon, mais l'un d'eux peut fort bien n'être qu'une manifestation banale de l'hystérie.

C'est ainsi que la céphalalgie est excessivement fréquente chez les hystériques : elle se présente chez eux avec tous les caractères de violence et de fixité que nous avons constatés dans le méningisme ; c'est le clou, l'œuf hystérique siégeant le plus souvent à la région temporale ou sincipitale d'où la douleur s'irradie dans toute la tête : « La douleur qu'il produit, dit Briquet, est extrêmement violente et souvent elle est portée à tel point que les malades gémissent ou poussent les hauts cris et sont privés de sommeil... La douleur du clavus est fixe et ne se déplace pas. Sa durée est de plusieurs jours. On l'a vue aller jusqu'à trois semaines et un mois. Le clavus s'accompagne fréquemment de frissonnements, de vomissements, de troubles digestifs et quelquefois de fièvre ». Cette dernière phrase semble renfermer l'ébauche du syndrome de la pseudo-méningite par le groupement des phénomènes accompagnant le clou hystérique.

Les vomissements sont aussi une manifestation banale de l'hystérie ; ceux qui se rapprochent le plus de la forme constatée dans le méningisme sont produits par un spasme de l'estomac : ils ont pour caractéristique d'être indolores, instantanés « et ces deux caractères peuvent faire songer au vomissement cérébral d'origine organique qui lui aussi les présente ». (G, de la Tourette).

La constipation est aussi commune chez les hystériques où elle s'associe souvent à d'autres manifestations gastro-intestinales, telles que le vomissement,
l'anorexie, le météorisme.

Quand à la fièvre hystérique, il n'est pas de question qui ait été plus agitée : admise sans conviction
par les anciens auteurs qui, ne sachant à quoi attribuer certaines fièvres, les appelaient fièvres nerveuses, son existence a subi depuis, bien des fortunes
diverses.

L'opinion de Broussais, sa théorie physiologique
de l'hystérie plaçant l'origine de cette névrose dans
l'inflammation de l'utérus et de l'ovaire, enlevait à la
fièvre tout caractère d'autonomie, et ces conceptions
conduisirent Chomel et Landouzy à la négation de
la fièvre hystérique. Et Grisolle, dans son *Traité de
Pathologie interne*, s'exprime ainsi : « Le pouls des
hystériques est souvent accéléré, quelques-unes ont
des horripilations, des sensations de froid et de
chaud, mais ce ne sont là que des perversions de la
sensibilité. Ces malades sont apyrétiques. Sans nier
absolument que la fièvre puisse naître sous l'influence de troubles du système nerveux, convenons
cependant que le fait est bien rare, si rare que lorsqu'il y a de la fièvre, on doit soupçonner que celle-ci
est de cause symptomatique et en rechercher la cause
organique. » (Grisolle, *Traité de pathologie interne,*
1846).

Avec Briquet, la question change de face et la
fièvre hystérique reprend de nouveau droit de cité.

L'opinion de Broussais et de son école doit être rejetée. Et il établit trois catégories parmi les malades
qu'il croit atteintes de fièvre hystérique : la première,
dans laquelle il y a simplement fréquence du pouls,
qui ne s'accompagne d'aucun autre phénomène
fébrile, ni d'aucun autre trouble dans les fonctions,
autres que ceux qui sont propres aux hystériques
apyrétiques ; dans une seconde, il y a en outre de la
chaleur de la peau, ce qui rapproche encore cet état
de la fièvre ; dans une troisième, enfin, en plus de la
fréquence du pouls et de la chaleur de la peau, d'autres phénomènes complètent l'état fébrile : céphalalgie, soif, anorexie, et du brisement des membres.

L'opinion de Briquet sur la réalité de la fièvre hystérique se trouva corroborée par les thèses de
Gagey : « Des accidents fébriles qu'on remarque chez
les hystériques », thèse de Paris, 1869, et de Briand :
« De la fièvre hystérique », thèse de Paris, 1877.

Mais Pinard, dans sa thèse de 1883 sur la pseudo
fièvre hystérique, montrait que dans la plupart des
observations de Gagey et de Briand, on ne pouvait
dire qu'il y eût véritablement fièvre, puisque la température ne s'élevait pas, en général, au-dessus de 38°.
L'existence de la fièvre hystérique se trouvait encore
une fois contestée.

La réalité en était de plus en plus improbable, lorsqu'en 1884, M. Ducastel vint à la Société médicale des
Hôpitaux rapporter l'observation d'une femme qu'on
croyait atteinte de cette manifestation, lorsqu'on
découvrit que, guidée par un esprit de simulation,

elle faisait monter la colonne mercurielle, en percu-
tant avec le doigt le réservoir du thermomètre.

En 1885, M. Debove apporta à la Société médicale
des hôpitaux l'histoire clinique d'une malade, hystérique confirmée, qui, depuis trois ans, avait présenté
un état fébrile oscillant entre 40 et 38, sans descendre
jamais au-dessous de ce chiffre. L'année suivante, il
complétait sa communication, affirmant qu'il n'avait
pu trouver chez elle aucun état organique, en dehors
de l'hystérie, susceptible d'expliquer cette élévation
thermique. Mettant l'expérimentation au service de
ses recherches, il ajoutait : « Sur une série de sujets
des deux sexes, hypnotisés ou hypnotisables, en sug-
gérant une sensation de chaleur intense, nous avons
produit des élévations de température qui ont varié
suivant les expériences, de cinq dixièmes de degré à
un degré et cinq dixièmes. Ce dernier chiffre a été
presque régulièrement obtenu chez les sujets facilement suggestionnables ».

La même année, M. Barié publiait un cas dans
lequel la fièvre d'origine hystérique dura vingt jours.

Parmi les travaux qui ont été publiés sur cette
question, il n'en est pas un qui émane directement
de la Salpêtrière, dit Gilles de la Tourette; cela tient
d'abord à ce que probablement cette manifestation
n'est pas fréquente et aussi à ce qu'elle revêt dans la
grande majorité des cas la marque d'une maladie
aiguë : fièvre typhoïde, fièvre palustre, tuberculose
pulmonaire, affections à peu près inconnues à la
Salpêtrière, à moins d'y avoir été contractées.

Son existence, cependant, après les observations
de Barié, de Gilles de la Tourette, de Hanot et Boix,
de Debove, de Dupré, etc., semble bien établie ; ses
formes cliniques sont nombreuses et leur classifica-
tion a subi des modifications. Aug. Fabre admettait
les formes suivantes : éphémère, continue, intermittente, fébricule typhoïde, auxquelles il adjoignait la
fièvre hystérique à type typhoïde, pseudo-méningitique, dyspnéique. H. Fabre accepte les quatre derniers types et la forme intermittente.

Boulay base l'étude symptomatologique, non pas
tant sur les caractères de cette fièvre elle-même que
sur les symptômes concomitants. Dans un premier
groupe de faits se rangent les cas où la fièvre est le
principal sinon l'unique symptôme : elle évolue sans
reproduire l'aspect d'aucun état pathologique. Dans
un second groupe plus vaste, l'hypertérémie s'accompagne de phénomènes qui simulent de plus ou moins
près une affection viscérale.

Dans le premier cas, l'élévation de température
reste pendant plus ou moins longtemps l'unique
manifestation de l'hystérie ; dans le second il s'agit
plutôt de phénomènes hystériques avec fièvre.

Dupré et Camus, dans une observation que l'on
trouvera au cours de notre travail, signalent un cas
où le thermomètre a atteint 41°.

Caramano signale également des températures très
élevées [1].

(1) La fièvre hystérique, in *Presse médicale*, 1905, p. 595.

Il semble donc bien que la fièvre hystérique évoluant seule ou simulant une maladie organique est parfaitement démontrée; Gilles de la Tourette a montré d'ailleurs que l'hystérie pouvait très bien influencer les centres thermiques.

Les autres symptômes que nous avons relevés dans le méningisme sont d'ordre manifestement nerveux et peuvent être imputables à l'hystérie seule : les hyperesthésies font pour ainsi dire partie de l'état normal des hystériques; elles peuvent se présenter chez eux sous forme de stigmates permanents; les contractures, les paralysies sont également très fréquentes et ne doivent pas nous retenir.

Le cas de notre malade, que nous plaçons en tête de nos observations, fut un peu plus complexe; mais les phénomènes méningés furent assez nets pour qu'on ait pu penser à la méningite tuberculeuse.

OBSERVATIONS

OBSERVATION I (Personnelle)

(Recueillie dans le service de M. le professeur Mossé)

Méningisme hystérique post-grippal

Joséphine C..., 20 ans, domestique, appartenant aux Enfants assistés de la Haute-Garonne.

Pas de renseignements sur les antécédents héréditaires. Pas de maladies dans l'enfance, mais était très impressionnable, très nerveuse; elle pleurait et riait sans raison, était volontaire, capricieuse, prenait facilement des colères.

A 11 ans, elle eut, dit-elle, « du mal » sur tout le corps.

A 14 ans, douleurs rhumatoïdes.

Ce fut tout jusqu'en mars 1906. A cette époque-là, elle était en condition à Toulouse. On cambriola la maison de ses maîtres; cela l'impressionna à un tel point que quelques jours après elle crut voir dans sa cuisine, le soir, des individus entrés pour voler : elle eut une grande frayeur et tomba sans connaissance. Après trois jours de soins à domicile, elle entra à l'Hôtel-Dieu dans le service de M. le professeur Caubet (salle Sainte-Marthe).

C'est alors qu'elle eut des crises d'hystérie très nettes : Sensation de boule montant de l'épigastre vers le cou et l'étouffant, chute, perte de connaissance; au réveil, céphalée

vive, sensation de brisure, d'abattement; pleurs, grincements de dents; miction abondante et claire. Ces crises
étaient arrêtées par la pression ovarienne. Elles se renouve-
laient deux ou trois fois par jour. Un mois après son entrée,
elle put sortir, les crises ayant cessé. Elle fit alors un
séjour d'un mois et demi environ à l'hospice de la Grave
(service des Enfants assistés); elle eut un abcès à la jambe
droite qui guérit sans complications.

Elle revint en place et quelque temps après, à la suite,
dit-elle, d'un bain de pied froid qu'elle prit au moment où
elle avait ses règles, les crises d'hystérie reparurent; ces
crises avaient les mêmes caractères que précédemment.
Elles durèrent peu et au bout de sept à huit jours, la malade
se rétablit.

C'est vers ce moment-là qu'elle eut des douleurs d'oreille
des deux côtés, avec cependant prédominance à droite; elles
étaient vives et s'accompagnèrent d'un léger écoulement
purulent. Le médecin qui fut appelé prescrivit des lavages
de l'oreille et des applications de sangsues à l'apophyse
mastoïde : l'écoulement se tarit, mais les douleurs persis-
tèrent.

Au mois de janvier 1907, c'est-à-dire un an environ après
l'accident qui avait provoqué chez Joséphine C... les manifestations hystériques caractérisées et déjà sérieuses que
nous venons de relater, il y eut dans son village et dans la
la métairie où elle était domestique une petite épidémie de
grippe. M. le docteur Lautré, inspecteur des Enfants assistés
de la Haute-Garonne, nous dit, en effet, qu'il trouva tous
les gens de la ferme grelottant au coin du feu, se plaignant
de maux de tête, de courbature généralisée, de manque
d'appétit. A aucun moment ils ne s'alitèrent, ce qui n'a rien
de surprenant, étant donné le milieu. Joséphine C... présenta
également les mêmes symptômes : céphalée, sensation
d'abattement, de fatigue intense, anorexie, langue sabur-

rale, peau chaude. Cependant, pas plus que les autres, elle ne s'alita. Les phénomènes grippaux paraissaient s'atténuer, quand survint rapidement une aggravation caractérisée par des symptômes qui bientôt firent penser à une méningite et déterminèrent à envoyer la malade à l'Hôtel-Dieu de Toulouse.

L'aggravation se manifesta d'abord par un redoublement de la céphalée; celle-ci devint si violente que la malade ne put plus se livrer à aucun travail et dut prendre le lit. La céphalée était plus spécialement localisée au sommet de la tête et à la région auriculo-temporale droite, de là elle s'irradiait à tout le crâne; elle était excessivement violente, se produisait par crises, par exacerbations qui arrachaient des cris à notre malade, elle avait de la photophobie, de l'hypéracousie; la lumière, le bruit amenaient un redoublement de la céphalalgie.

Bientôt se montrèrent des troubles plus inquiétants, du délire violent, des hallucinations : la malade voyait des gens qui voulaient la frapper, la nuit elle avait des cauchemars, des frayeurs.

Elle présenta de la raideur de la nuque et elle nous dit que le médecin ayant voulu la faire asseoir sur son lit les jambes allongées, elle ne put le faire tant elle souffrait. Elle nous dit également que le moindre contact sur tout le côté droit du corps était pénible et douloureux, du côté gauche elle sentait comme à l'ordinaire.

Puis survinrent des vomissements encéphaliques; ils étaient très fréquents, se produisaient sans efforts et immédiatement après que la malade avait absorbé des aliments ou des médicaments; dans l'intervalle ils consistaient en mucosités verdâtres.

L'abdomen était douloureux, dur, rétracté, la constipation absolue.

La malade était enfin dans un état de torpeur, d'abattement très marqué et ne reconnaissait personne de son entourage.

Le médecin qui fut appelé pensa sans doute à une méningite vraie et prescrivit des analgésiques, du calomel à doses réfractées et fit mettre un vésicatoire à la nuque.

Une légère rémission survint et l'on en profita pour conduire la malade à l'Hôtel-Dieu de Toulouse où elle fut admise d'urgence, le 12 mars 1907, dans le service de M. le professeur Mossé, salle Saint-Joseph, lit n° 8.

Quelques instants après son entrée, on constate que la malade, couchée dans son lit en chien de fusil, est dans un état de demi-torpeur, répondant à peine et avec ennui et fatigue aux questions qu'on lui pose se plaignant à tout instant de douleurs dans la tête. Cette douleur est constante, elle est plus spécialement localisée au sommet de la tête et à la région auriculo-temporale droite d'où elle s'irradie partout; elle est exaspérée par le mouvement et le bruit, elle empêche tout sommeil.

L'exploration de la colonne vertébrale est douloureuse sur toute son étendue, la pression sur les apophyses épineuses et sur les points d'émergence des nerfs rachidiens amène de la douleur et des plaintes de la malade. Cette douleur s'irradie vers la nuque, vers la région cervicale, mais pas dans les espaces intercostaux, ni vers le ventre, ni vers les membres inférieurs.

L'exploration de la sensibilité cutanée ne révèle aucune zone d'anesthésie; mais le membre inférieur droit est le siège d'une hyperesthésie marquée.

Il n'y a ni contracture des muscles des membres, ni raideur de la nuque, seuls les mouvements de latéralité du cou sont un peu douloureux.

Le signe de Kernig est négatif.

La motricité est d'ailleurs peu atteinte puisque la malade

à son arrivée a pu, soutenue par une infirmière, monter l'escalier conduisant à la salle.

Les réflexes rotuliens sont normaux.

Le réflexe pharyngien est peu modifié.

Il n'y a pas de vomissements, mais de l'anorexie, la langue est étalée, blanchâtre ; l'abdomen est légèrement météorisé; la constipation absolue.

Organes des sens : oreille. — La malade éprouve une sensation douloureuse dans l'oreille droite, s'irradiant dans tout le côté correspondant de la tête : ni écoulement, ni otorrhée. La région mastoïdienne est douloureuse à la pression, mais ne présente ni rougeur, ni œdème.

Il existe aussi une douleur à l'oreille gauche, beaucoup moins intense; de ce côté, non plus, pas d'écoulement, la région mastoïdienne n'est pas douloureuse.

Œil. — Il y a de la photophobie; la malade ferme obstinément les paupières et se cache la tête dans son oreiller pour fuir le jour; il n'y a pas de paralysie des muscles. Les pupilles sont égales, normales, réagissant bien à la lumière et à l'accommodation. Les autres fonctions sensorielles paraissent normales.

A la région cervicale droite on constate la présence de deux ou trois ganglions tuméfiés.

L'auscultation du poumon ne révèle rien de particulier.

Au cœur il y a un souffle inorganique, mésosystolique; le pouls est ample, un peu accéléré à 90.

Le système génito-urinaire ne présente rien d'anormal : il n'y a pas de troubles vésicaux, seulement un peu de leucorrhée; les règles sont peu abondantes et irrégulières.

L'état général est bon, il contraste d'une façon remarquable avec les accidents méningés signalés plus haut; la malade n'est pas amaigrie, son faciès est coloré comme à l'état normal.

La température est normale à 37° le soir.

13 mars. — A la visite du matin, on constate que l'état de la malade est à peu près le même que la veille : elle est couchée en chien de fusil, la tête cachée dans l'oreiller pour fuir la lumière, les yeux fermés ; la torpeur est toujours profonde, la céphalée violente ; elle répond à peine aux questions qu'on lui fait.

La température est normale.

On prescrit : un verre de solution purgative, lavage du nez et des oreilles à l'eau bouillie, lait et bouillon.

14 mars. — Les symptômes de la veille persistent, mais un peu atténués, la torpeur est moins accentuée, la céphalée un peu moins violente ; la malade répond mieux.

Les jours suivants l'amélioration s'accentue.

L'alimentation est augmentée. Aux prescriptions précédentes s'ajoute du valérianate d'ammoniaque (formule de Pierlot), deux cuillerées à café par jour.

21 mars. — M. Mossé autorise la malade à se lever. La plupart des symptômes méningés ont disparu ; la malade cause volontiers, s'intéresse à ce qui l'entoure, elle est même un peu gaie. Mais, dès qu'elle se lève, elle éprouve une sensation de fatigue et de faiblesse intenses. Elle présente du tremblement et de la raideur des membres inférieurs qui rendent la marche difficile. Le tremblement existe aussi, mais moins accentué aux membres supérieurs ; il est indépendant de la volonté.

Les jours qui suivent, l'amélioration persiste, mais la malade présente toujours de la raideur et du tremblement des membres inférieurs.

Le traitement prescrit consiste toujours dans l'administration du valérianate d'ammoniaque dont la dose est portée à trois cuillerées à café par jour.

Les douches écossaises d'abord prescrites n'ayant pu être supportées, on prescrit une lotion froide généralisée, quotidienne, suivie d'une friction sèche.

7 avril. — Amélioration progressive, le tremblement et la raideur des membres inférieurs ont à peu près disparu, seul le gros orteil est le siège d'une légère trémulation.

8 avril. — Il se produit chez notre malade un accident d'imitation hystérique assez remarquable : étant allée dans une salle voisine, elle y vit une jeune fille atteinte d'une chorée très intense et, à son tour, elle fut prise de mouvements choréiformes très nets et généralisés, prédominants cependant aux membres supérieurs.

Cette chorée d'imitation dura deux ou trois jours, puis elle disparut et tout rentra dans l'ordre.

Le 12 avril la malade quitta le service.

L'examen des organes des sens, qui fut pratiqué au cours de cette attaque de méningisme, donna les résultats suivants :

Oreille. — M. le docteur Escat signale du catarrhe de la trompe.

Œil. — M. le docteur Fraenkel : acuité visuelle = 1, champ visuel rétréci à droite.

Diagnostic. — Pronostic.

Nous avons vu à quel point le méningisme peut simuler la méningite tuberculeuse ; tous les signes de cette dernière affection peuvent s'y rencontrer. Le diagnostic différentiel sera donc la plupart du temps fort difficile à établir. Cependant on pourra trouver quelques éléments dans le mode de début des accidents qui diffère souvent, dans l'absence d'un ou de plusieurs des signes cardinaux, dans l'habitus

général du malade qui est rarement modifié dans le
méningisme.

Mais le cas que nous avons personnellement étudié
était beaucoup plus complexe et la question de différenciation ne se posait pas seulement entre la méningite vraie et le méningisme.

Notre malade, en effet, avait présenté dans l'été qui
précéda son infection grippale des douleurs d'oreille
très vives, accompagnées d'une légère otorrhée ; ces
douleurs n'avaient jamais complètement cessé et
alors on pouvait se demander si nous n'étions pas en
présence de méningisme d'origine otique et purement réflexe ; d'autant plus que la céphalalgie siè-
geait surtout dans la région auriculaire droite et que
M. le docteur Escat, l'ayant examinée, diagnostiqua
du catarrhe de la trompe d'Eustache.

Mais on ne s'explique pas ainsi que, sur sujet aussi
prédisposé, les accidents méningitiques aient autant
tardé à éclater. Pourquoi ne sont-ils survenus qu'à
la suite de la grippe ? On ne s'explique pas non plus
pourquoi l'état de mal se serait ainsi prolongé,
s'il avait été d'origine purement réflexe, durant un
long mois. Nous croyons que cette otite ne fut là
qu'un épiphénomène, que si la céphalée siégeait surtout à droite, c'est qu'il existait là une zone hystéro-
gène et que la malade, comme cela se rencontre fréquemment chez les hystériques, localisait inconsciemment sa douleur au point où déjà elle avait
souffert.

On aurait pu encore, en présence de cette otorrhée

légère, de l'intensité des symptômes, de la durée de la maladie, songer à une méningite d'origine otitique, à un abcès du cerveau. C'est ainsi que notre malade présenta au début de la courbature, de l'abattement, de la dépression, mais ce sont là des phénomènes qui doivent être rapportés à l'atteinte de grippe. Les signes méningés proprement dits furent ce qu'ils sont dans le méningisme, quelle qu'en soit l'origine, et ne peuvent pas d'une façon formelle être rapportés à l'otite. Enfin un abcès du cerveau aurait donné des signes de localisation que nous n'avons pas trouvés.

Les points de divergence d'ailleurs sont nombreux. Dans la méningite d'origine otitique, très souvent les douleurs auriculaires sont rares ou, si elles existent, elles sont si peu accentuées que ce n'est pas toujours sur elles que se porte d'abord l'attention du médecin. Chez notre malade, au contraire, les douleurs d'oreille avaient été excessivement vives et continuelles. Elle n'a pas non plus présenté l'élévation de température que l'on rencontre dans la méningite otitique où le thermomètre monte à 40 ou 41°; la sienne est restée normale et s'est maintenue à 37.

Le facies n'a pas été modifié, à aucun moment il n'a présenté l'aspect angoissé que l'on rencontre dans la méningite otitique.

Un autre signe distinctif peut se tirer de ce fait que, dans cette dernière affection, le malade ne présente pas de douleurs spontanées ou provoquées par la pression et la percussion forte sur l'apophyse mastoïde. Chez notre malade, la pression sur cette région était douloureuse, il semblait y avoir là un point hyperesthésique puisqu'il n'y avait à ce niveau ni rougeur ni œdème.

Enfin un dernier point de diagnostic, rétrospectif il est vrai, mais le meilleur peut-être, a été fourni par la guérison complète dans notre cas, alors que cette guérison est l'exception dans l'autre, ou, si elle se produit, laisse toujours quelques troubles consécutifs aux lésions des méninges, tels que céphalée frontale, dilatation et paresse pupillaires.

En outre, chez notre malade, l'état général est resté très bon, la malade n'a pas maigri ; or cet état général est toujours excessivement grave et précaire dans la méningite d'origine otitique.

Nous croyons donc que ce diagnostic peut être éliminé.

M. le docteur Lautré, qui vit notre malade avant son entrée à l'Hôtel-Dieu et qui s'intéressait à elle, constata que la pression ovarienne calmait un peu la céphalée. Il savait, en outre, qu'elle était hystérique et que dans son enfance elle avait présenté des douleurs rhumatoïdes. Il pensa donc un instant qu'il pouvait se trouver en présence d'une attaque d'hystérie simulant le rhumatisme cérébral. Cette hypothèse était fort possible, car, de même que les maladies infectieuses, le rhumatisme joue un grand rôle comme agent provocateur de l'hystérie. Mais il nous a semblé que ces antécédents rhumatismaux étaient bien éloignés des débuts de l'affection actuelle et que ce n'était pas là qu'il fallait chercher la cause des manifestations d'apparence méningitique dont nous étions témoins.

Ce médecin, obligé de s'absenter, la confia à un de ses confrères qui dut songer à une méningite tuberculeuse et prescrivit du calomel à doses refractées, eau froide sur la tête, vésicatoire à la nuque.

Nous avons vu, au chapitre concernant la symptomatologie, combien le diagnostic entre cette dernière affection et le méningisme hystérique était ardu, au point que nombre de praticiens des plus éclairés s'y trompèrent et portèrent un diagnostic ferme de méningite tuberculeuse. C'est, en effet, avec celle-ci que la différenciation est la plus difficile : l'hystérie, pour employer le mot de Sydenham, l'imite parfaitement et le tableau symptomatologique est à peu de chose près, pour ne pas dire exactement, le même. Les observations que nous avons recueillies montrent que tous les signes, sans exception, de la méningite tuberculeuse peuvent se rencontrer dans le méningisme hystérique ; l'irrégularité du pouls est même signalée dans une observation de M. Rœsch (thèse de Paris, 1895), irrégularité que M. Pitres n'avait jamais rencontrée et qui était un élément du diagnostic différentiel.

Chez notre malade, pouvait-on y songer ? Incontestablement, et l'impression première fut pour tous qu'on était en présence d'une méningite tuberculeuse ; ses antécédents héréditaires nous étaient totalement inconnus, elle avait été abandonnée aux Enfants

assistés, en outre quelques ganglions de la région
cervicale étaient tuméfiés.

Cependant l'état général resté bon, l'absence de fièvre et du signe de Kernig, la possibilité de ramener la
malade à elle-même par instants, la constatation d'une
zone d'hyperexcitabilité dans la région ovarienne,
amenèrent M. le professeur Mossé à faire d'immé-
diates réserves sur l'existence d'une méningite, particulièrement d'un méningite tuberculeuse, et l'incitè-
rent à admettre comme très probable que nous nous
trouvions en présence d'un cas de méningisme provoqué par la grippe chez un sujet prédisposé. Toutefois, quelques réserves étaient nécessaires le premier
jour, au sujet d'une excitation des méninges provoquée peut-être par otite consécutive à la grippe et par
le réveil d'une inflammation de l'oreille interne.
Mais bientôt, des renseignements plus précis et l'évolution des phénomènes permettaient d'écarter cette
hypothèse et légitimaient le diagnostic : méningisme
provoqué par la grippe chez une hystérique.

D'autre part, les évènements, c'est-à-dire l'atténuation rapide des phénomènes d'apparence méningitique, puis leur disparition complète et la guérison
presque sans convalescence, venaient justifier aussi
le pronostic porté sur l'évolution du syndrome que
nous avions eu sous les yeux.

De ce qui précède, nous sommes donc autorisé à
déduire que si pendant le cours et, mieux encore, au
déclin d'une grippe, on se trouve en présence de
phénomènes méningitiques chez un sujet précédem-

ment entaché d'hystérie, quelle que soit leur intensité, il faudra songer à la possibilité d'une attaque de
méningisme post-grippal; surtout lorsque, par quelque anomalie, par quelque discordance dans les symptômes observés, le tableau clinique s'éloigne du
tableau classique de la méningite vraie et de la
méningite tuberculeuse.

Rappelons ici, comme nous l'avons dit dans le
chapitre précédent, que, d'après Péters, la rétention
des toxines endogènes que les organes plus ou moins
atteints par l'infection sont impuissants à éliminer
en totalité, détermine une sorte d'auto-intoxication
secondaire. Auto-intoxication dont les effets, par
suite d'une vulnérabilité plus grande de l'appareil
cérébro-spinal, portent sur le système nerveux et
produisent cet état analogue aux méningites séreuses
bénignes de Hutinel.

Il ne faudra pas oublier que cette susceptibilité
spéciale de l'encéphale qui fait que certains prédisposés « font leurs maladies dans le cerveau » est
directement liée à la grande névrose, à l'hystérie qui
domine toute l'histoire, toutes les manifestations du
méningisme. En conséquence, avant de porter un
diagnostic ferme, il faudra s'enquérir des antécédents
névropathiques du sujet, rechercher les stigmates
de l'hystérie.

Enfin d'autres éléments du diagnostic différentiel
pourront intervenir : nous voulons parler de l'inversion de la formule des phosphates urinaires; le rapport des phosphates terreux aux phosphates alcalins

qui, chez l'hystérique normal, de même que chez
l'individu sain, est comme 1 est à 3, devient chez
l'hystérique en état de mal, comme 1 est à 2 ou même
comme 1 est à 1.

La ponction lombaire et l'examen du liquide
céphalo-rachidien pourra rendre également de grands
services. Le cyto-diagnostic, dans le cas d'inflammation banale des méninges, montrera de la polynu-
cléose ; dans le cas de méningite tuberculeuse, la formule cyto-diagnostique se modifiera et l'examen
microscopique révélera dans le liquide la présence
de nombreux lymphocytes.

Le résultat négatif vient confirmer le diagnostic de
méningisme hystérique.

Le pronostic découlera essentiellement du diagnostic. Au point de vue méningisme, il sera bénin
si l'hystérie seule est en jeu. Cependant il faudra
faire quelques réserves et ne pas oublier, comme le
veulent MM. Dupré et Camus, que cette prédisposition morbide, due à la névrose, est une des causes
de faiblesse, de moindre résistance aux infections et
aux intoxications, qui par là se localiseront sur le
système cérébro-spinal de préférence à toute autre
partie de l'organisme.

Au point de vue hystérie, le pronostic devra être
encore plus réservé, car une hystérie qui se manifeste par du méningisme est incontestablement une
hystérie grave.

Les observations qui suivent viennent à l'appui de
notre thèse et montrer combien le diagnostic du

méningisme prêta souvent à confusion, son pronostic restant bénin dans la plupart des cas.

Observation II

Phénomènes pseudo-méningitiques dans l'hystérie.

(Etude sur la méningite tuberculeuse de l'adulte, les formes anormales en particulier. — Chantemesse, Thèse de Paris, 1884).

H... Berthe, 20 ans, domestique.

D'apparence assez frêle, elle est bien réglée et n'accuse aucune maladie antérieure.

Elle dit n'avoir jamais eu de crise d'hystérie convulsive, mais elle éprouvait, de temps à autre, une sensation de boule qui lui montait du ventre à la gorge.

Elle a, de plus, une petite toux sèche.

Quinze jours environ avant son entrée à l'hôpital, elle remarqua que les aliments qu'elle prenait avaient un goût fade ou même aucune espèce de saveur.

Le 20 décembre, sans cause appréciable, elle fut prise tout à coup d'un mal de tête extrêmement intense : il lui semblait que le front était serré dans un étau. Bientôt survinrent des vomissements qui se répétaient sept à huit fois par jour, dès qu'elle prenait un peu de nourriture ou de boisson. Les douleurs de tête étaient tellement vives qu'elles empêchaient tout sommeil, toute alimentation et arrachaient des cris à la malade.

A son entrée, on constate ce qui suit :

La malade est dans un état de faiblesse et de prostation profondes ; cependant elle répond assez bien aux questions qu'on lui pose.

4

Le faciès est pâle, les lèvres sont décolorées, le regard hostile, les sourcils froncés, le front est contenu dans la main droite. La langue n'est pas saburrale, le ventre est un peu rétracté et insensible à la palpation. Pas de tâche méningitique bien nette. Depuis hier, vomissements bilieux assez fréquents. Perte complète de l'appétit. Le pouls bat à 60 par minute, la température est à 37°.

3 janvier. — La malade n'a pu dormir de la nuit ; à plusieurs reprises elle a poussé des cris : « Oh ! ma tête ! Oh ! ma tête ! ». Elle a eu trois vomissements.

Le faciès est le même que la veille. Le pouls est à 54, la température à 37°.

Mais on remarque certains troubles de la sensibilité : il existe aux membres inférieurs des plaques d'anesthésie ou plutôt d'analgésie : elle ressent les piqûres profondes comme un contact. Il n'y a pas d'ovaralgie, la sensibilité génitale est conservée. Il y a de l'hémianesthésie de la face du côté droit. Le goût est absolument aboli ; les autres sens, l'ouïe, la vue, l'odorat sont intacts.

On lui donne un vomitif, ipéca et tartre stibié.

Le soir, le mal de tête a diminué d'intensité, le pouls est à 60, la température à 37°.

6 janvier. — Depuis l'administration du vomitif, les vomissements n'ont pas reparu. Le faciès est meilleur, mais la céphalalgie, quoique moins forte, revient pourtant par crises très douloureuses. Le pouls est à 66. Température 37°.

12 janvier. — Les troubles de la sensibilité périphérique ont complètement disparu, ainsi que la céphalalgie. Le goût est revenu. Pouls 72. Température 37°.

18 janvier. — La malade sort de l'hôpital complètement guérie.

A remarquer dans cette observation, en dehors des

stigmates hystériques constatés et coïncidant avec
les phénomènes pseudo-méningitiques, le début
brusque de ceux-ci, leur évolution régulière, leur
disparition sous l'influence du vomitif, enfin le
ralentissement du pouls descendu à 54, sa réascen-
sion à la normale 72 à mesure que cédaient les accidents méningitiques, enfin, l'absence complète de
fièvre, la température s'étant constamment maintenue à 37°.

OBSERVATION III

Accidents pseudo-méningitiques chez
une hystérique.

Macé. *Des accidents pseudo-méningitiques chez les hystériques.*
(Thèse de Paris, 1888).

Louise Ay, 24 ans, infirmière, entre le 24 septembre 1885,
salle Lorrain, lit n° 6, service de Lancereaux, à l'hôpital de
la Pitié.

Comme antécédents héréditaires, on ne trouve rien de
particulier. Un de ses frères est cardiaque.

La malade eut à 7 ans des attaques convulsives qui ont
cessé à dix-neuf ans, époque à laquelle elle fut réglée.

Il y a trois ans, elle était entrée dans le service de Vul-
pian pour accidents choréiformes avec photophobie pour
laquelle elle porta des lunettes bleues.

Dans ces dernières années et à plusieurs reprises, elle
présenta une aphonie nerveuse complète qui apparaissait et
disparaissait brusquement.

Durant les quelques jours qui ont précédé son entrée à

l'hôpital, elle a souffert d'un malaise vague s'accompagnant
de perte d'appétit et d'agitation nocturne. Le matin, quand
nous la voyons, nous constatons ce qui suit : il y a un état
fébrile très marqué avec symptômes généraux d'apparence
grave ; la température est à 39°5, la peau est chaude,
moite. Le pouls est régulier, mais petit et très rapide.

Le visage est turgescent, congestionné ; la photophobie
intense. La tête est renversée en arrière par contraction
des muscles de la nuque ; la céphalalgie est violente, l'insomnie absolue est traversée par des cris.

La malade manifeste de l'agitation et pousse des gémis-
sements si l'on fait du bruit autour d'elle ou si l'on dirige
un rayon de lumière sur son visage.

Le ventre est rétracté, la constipation absolue. La raie
méningitique est très nette. Il y a de l'hyperesthésie généralisée. Les réflexes rotuliens sont à peu près normaux.
Rien à signaler du côté du cœur ni du poumon.

Les urines sont normales à tous les points de vue.

En présence de ces symptômes, on porte le diagnostic de
méningite tuberculeuse : on fait poser des sangsues aux
apophyses mastoïdes, on administre le calomel à doses
réfractées.

Le lendemain et les jours suivants, l'état de la malade
est à peu près stationnaire : elle est abattue, prostrée, les
sourcils froncés, le visage hostile ; l'hyperesthésie est la
même, la céphalalgie toujours violente. La température
oscille entre 38 et 39°5, maximum qui ne fut pas dépassé.
Le pouls est fréquent à 100 ou 110. Les pupilles sont contractées, mais égales.

Il n'y a pas de paralysie des muscles de l'œil.

A cinq ou six reprises différentes, la malade a eu des vomissements bilieux, verdâtres, se produisant sans efforts, de
quantité moyenne, ayant toute l'apparence de vomissements

encéphaliques. La respiration n'a pas été troublée un seul instant et le rythme n'en est pas modifié.

Le pronostic porté reste des plus graves : le diagnostic de méningite tuberculeuse semble absolument confirmé ; on continue le calomel.

Six jours après le début des accidents, nous trouvons la malade dormant paisiblement d'un sommeil naturel. Quand on la reveille, elle garde les yeux à demi-ouvert, elle ne paraît plus souffrir de la tête.

La température est à 38°.

Cependant il y a encore de la raideur de la nuque. La possibilité d'accidents hystériques vient alors à l'idée ; on cherche les stigmates de l'hystérie et on constate une hémi-anesthésie sensitivo-sensorielle de tout le côté droit, de l'anesthésie pharyngée et un rétrécissement du champ visuel à droite.

Les jours suivants l'amélioration s'accentue, la fièvre disparaît avec les autres symptômes, la malade reprend de la gaieté et de l'appétit, mais, quand elle veut se lever, elle s'affaisse sur le parquet.

Les phénomènes méningitiques ont fait place à une paralysie qui disparaît, elle-même, au bout de quelques jours.

12 octobre. — La malade quitte son lit complètement guérie et reprend quelque temps après son service d'infirmière.

Nous avons pu l'observer depuis et sa santé est restée parfaite jusqu'au milieu de janvier 1886. A cette époque, sans cause occasionnelle, elle fut prise à nouveau du même ensemble de phénomènes morbides, déjà décrits, et qui furent précédés d'une courte période de malaise mal défini.

Le 18 janvier, elle prit de nouveau le lit avec une fièvre vive et tout l'appareil des symptômes de la méningite tuberculeuse. Instruit par une première expérience, on porta cette fois le diagnostic de fièvre hystérique avec phénomènes nerveux pseudo-méningitiques et l'on se contenta de purger la malade.

Le 1er février, elle quitta le service en parfait état de santé.

Contrairement à ce que nous avons vu dans l'observation I, la malade de M. Macé a présenté des phénomènes fébriles très nets, puisque la température s'est élevée jusqu'à 39°5, avec rougeur et moiteur de la peau, s'accompagnant d'une accélération assez notable du pouls qui atteignit 110.

OBSERVATION III

(Docteur Reynaud, *Loire Médicale*, n° 3, 18...)

Pseudo-méningite hystérique avec fièvre simulant la méningite tuberculeuse.

Il s'agit d'une jeune fille âgée de 14 à 15 ans; ses premières règles datent de quelques jours.

Elle dit n'avoir pas présenté d'accidents nerveux avant l'époque actuelle.

Son père est mort de transport au cerveau.

Sa mère est vivante et nettement névropathe.

Le début de la crise actuelle remonte à la nuit du 4 au 5 décembre 1885, pendant laquelle la malade éprouva une grande frayeur, occasionnée par des cris d'alarme poussés dans une maison voisine où s'était déclaré un incendie.

Le lendemain, à son réveil, cette jeune fille fut prise de

vomissements répétés et violents, d'un délire intense, revêtant le caractère professionnel.

A notre arrivée, les vomissements et le délire persistent. La malade reste couchée, son facies est pâle mais devient parfois le siège de rougeurs subites.

6 décembre. — L'insomnie a été absolue durant la nuit précédente; le délire et les vomissements existent comme la veille. Elle accuse, en outre, une céphalalgie violente, surtout localisée à la région frontale gauche.

La fièvre ne paraît pas élevée.

7. — Le délire est plus tranquille.

Le ventre est rétracté, la constipation est absolue.

On note toujours de brusques changements de coloration de la face.

Les pupilles sont dilatées, mais égales.

Il n'y a pas de raideur de la nuque; mais on constate une légère tendance à la contracture dans le bras gauche, et la malade accuse des douleurs le long des membres inférieurs.

Le pouls est à 105, la température à 38°3.

Un de nos confrères, appelé en consultation, nous confirme dans l'idée d'une méningite tuberculeuse, que la céphalalgie, les vomissements et surtout la fièvre, nous avaient fait soupçonner.

Le lendemain, la malade paraît plus calme, les phénomènes semblent avoir diminué d'intensité; le pouls est à 105, la température a baissé et est à 37°9.

Le 9, l'amélioration s'accentue, mais la malade présente une faiblesse, une lassitude généralisées. Pouls, 102; température, 37°8.

Le 14, retour de douleurs vives à la tête et aux membres; le délire réapparaît; il y a un peu d'inégalité pupillaire.

Le 15, tout est rentré dans l'ordre, la malade présente seulement quelque bizarrerie de caractère; elle a pu reprendre ses occupations.

Les stigmates de l'hystérie n'ont pas été recherchés. Il semble bien, cependant, en présence du mode de début, de l'évolution et surtout de la disparition rapide des phénomènes méningitiques, que ceux-ci doivent être attribués à une attaque de cette névrose.

OBSERVATION V

Accidents hystériques simulant une méningite tuberculeuse.

(Pitres : *Leçons cliniques sur l'hystérie*, vol. I, p. 202).

Jeanne D..., 17 ans, entre à l'hôpital Saint-André le 13 novembre 1889.

C'est une grosse fille blonde, de tempérament lymphatique, de culture intellectuelle peu soignée.

Ses parents sont bien portants, ils ont eu huit enfants dont quatre sont morts jeunes; un est mort du croup, les trois autres de méningite tuberculeuse.

Elevée à la campagne, Jeanne D... a joui jusqu'ici d'une bonne santé. Dans le courant de 1889, un de ses frères a été atteint de méningite tuberculeuse : elle l'a soigné pendant toute sa maladie et a assisté à ses derniers moments.

Ce spectacle l'a vivement émue. Après la mort de son frère, elle est devenue triste, rêveuse, fantasque, irritable. Cependant, elle ne souffrait de rien, et ses parents attribuaient au seul chagrin les modifications de son caractère.

Les choses restèrent en cet état pendant trois mois. Au bout de ce temps-là, elle fut prise subitement d'un mal de tête violent, accompagné de vomissements, de constipation opiniâtre et de délire. Le médecin traitant fit raser la tête de la malade et prescrivit une large friction sur le cuir chevelu avec de l'huile de croton tiglium en même temps qu'il ordonnait à l'intérieur du calomel à doses fractionnées.

Sous l'influence de ce traitement survint une légère amélioration.

Mais trois semaines après, les accidents méningitiques reparurent avec une grande intensité : la céphalalgie devint intolérable, les vomissements très fréquents, le pouls était rapide. De plus, la malade devint sujette à des attaques convulsives et perdit l'usage des membres du côté gauche.

C'est alors qu'on se décida à la transporter à l'hôpital.

A son entrée, on constate que la malade est triste, son front est plissé, comme dans la méningite tuberculeuse. Cependant on remarque qu'elle a conservé son embonpoint et sa fraîcheur.

Elle se plaignait surtout d'une céphalalgie très intense siégeant au sommet de la tête et s'exagérant par le fait des mouvements, des secousses, des efforts. Elle accusait une insomnie rebelle, persistant depuis trois semaines.

Elle vomissait plusieurs fois par jour, tantôt immédiatement après ses repas, tantôt quelques heures après. Elle était très constipée, son ventre n'était cependant pas douloureux à la pression, il n'était pas rétracté. Le pouls était petit, régulier, assez rapide de 84 à 92. La température était normale.

Les urines étaient claires et ne contenaient ni sucre, ni albumine.

Les membres du côté gauche étaient paralysés; ils ne présentaient ni contracture, ni exagération des réflexes. La motilité de la face et de la langue était intacte.

Il n'y avait pas la moindre paralysie des muscles des yeux.

Les membres du côté droit avaient gardé leur énergie de contraction volontaire.

On constatait du trouble du sens musculaire : les yeux fermés, la malade ne se rendait pas compte des déplacements qu'on imprimait à ses membres.

Elle présentait encore une hémi-anesthésie sensitivo-sensorielle de tout le côté gauche.

Le réflexe pharyngien était complètement aboli. Les pupilles très dilatées, mais leur réaction à la lumière et à l'accommodation était normale.

Chaque soir, revenant presque à la même heure, elle avait des crises convulsives qui s'annonçaient par des fourmillements dans les membres du côté gauche. Puis survenaient des sanglots entrecoupés, des cris et de grands mouvements d'oscillation pendulaire de la tête et du tronc.

La crise se terminait par une scène de pleurs.

Jamais il n'y eut, pendant les convulsions, de morsure de la langue ou de miction involontaire.

En présence de ces symptômes, ajoute M. Pitres, je portai le diagnostic de pseudo-méningite hystérique. J'affirmai à la malade qu'elle guérirait dans un laps de temps très restreint et je la soumis à une cure hydrothérapique régulière. En quelques jours, les symptômes inquiétants s'amendèrent ; la céphalalgie disparut, le sommeil et l'appétit revinrent, les membres paralysés reprirent leur force, l'hémi-anesthésie se dissipa, l'aire des champs visuels s'élargit notablement et la malade quitta l'hôpital complètement guérie, le 22 décembre 1889, après cinq semaines de traitement.

OBSERVATION VI

Bordol, *de l'hystérie simulatrice des maladies organiques de l'encéphale chez les enfants* (Thèse de Paris, 1893).

Pseudo-méningite hystérique coïncidant avec les premières règles.

Marie D..., 14 ans, entrée le 25 avril 1892.

Père inconnu. Mère séparée depuis sept ans de sa fille qui vit dans une pension où on l'occupe à des travaux manuels et où elle paraît fort s'ennuyer.

A six ans, elle eut une fièvre typhoïde, et c'est depuis qu'elle est sujette à des crises nerveuses. En dehors de ces crises, elle jouit d'une bonne santé.

Elle a été réglée, pour la première fois, il y a huit jours et à cette occasion elle éprouva un malaise général qui ne s'est pas encore dissipé.

C'est une jeune fille bien constituée.

Elle paraît ennuyée de répondre quand on l'interroge et manque de franchise.

Elle est très abattue, son facies est rouge.

Elle semble dormir, les paupières à demi-closes.

Elle est couchée sur le côté droit, en chien de fusil, la face tournée vers le mur, fuyant le jour. Cependant, il n'existe pas de véritable photophobie, car si on soulève la paupière, la pupille reste dans la direction qu'elle avait sans suivre le voile palpébral. Les paupières retombent aussitôt qu'elles ont été relevées.

Il y a un peu de strabisme interne de l'œil droit.

Les pupilles sont égales.

La raie méningitique se produit très nettement.

On ne constate pas d'opisthotonos, ni de contracture des membres supérieurs ; mais quand on soulève les membres inférieurs, on sent une raideur assez marquée des deux côtés. La résistance opposée aux mouvements provoqués est la même dans toute l'étendue des deux membres.

Il n'y a pas de paralysie.

Les réflexes rotuliens sont conservés.

Il n'y a pas de troubles sphinctériens.

La sensibilité cutanée est normale.

L'attitude de la malade est hostile à tout examen. Si on essaie de lui tourner la tête du côté du jour, la malade la ramène brusquement vers le mur. Elle ne répond guère que par monosyllabes aux questions qu'on lui pose : son intelligence paraît au premier abord assez obtuse.

Elle se plaint d'une céphalée vague et diffuse sans localisation précise.

Il n'y a pas de fièvre. Le pouls est rapide à 104, mais régulier et égal.

La langue est un peu sèche.

Le ventre est aplati, douloureux.

L'anorexie est complète.

Il y a de la constipation, mais pas de vomissements.

Le cœur, les poumons, ne présentent rien de particulier ; la respiration est profonde et irrégulière.

Les urines sont normales.

Du côté de l'appareil génito-urinaire, on a constaté de la rougeur des petites lèvres qui sont colorées et congestionnées.

Enfin, la malade présente de l'anesthésie pharyngienne et de l'ovaralgie droite qui sont à rapprocher des crises antérieures.

Quelques jours après, le 29 avril, la respiration et le pouls sont revenus à la normale.

La constipation a cessé ; la céphalée a disparu ; il n'y a plus de contracture des membres inférieurs.

L'enfant a retrouvé sa gaieté, elle va très bien.

Revue une quinzaine de jours après son complet réta-
blissement, on constate une hémi-anesthésie sensitivo-sensorielle de tout le côté gauche du corps.

OBSERVATION VII

Recherches et considérations sur le méningisme chez les enfants,
(Rœsch, Thèse de Paris, 1895).

Pseudo-méningite grippale.

Louis C..., âgé de 4 ans 1/2, entre à l'hôpital Trousseau,
salle Barrier, lit n° 7, le 13 mai 1895.

Antécédents héréditaires. — Pas de tuberculose dans la
famille. Mère sujette aux migraines, nerveuse. Sur cinq
enfants, deux sont morts, l'un de convulsions au second jour
de sa maladie à 8 mois d'âge; un autre à 17 mois d'une angine douteuse. Les trois autres enfants sont bien portants.

Antécédents personnels. — L'enfant a été nourri au sein
par sa mère jusqu'à l'âge de 19 mois. Il a eu la rougeole à
l'âge de 2 ans, la scarlatine à 3 ans, avec prédominance des
phénomènes nerveux. Au dire de ses parents, il a été toujours très impressionnable, il rit et pleure sans motif sérieux.

Le début de la maladie actuelle a présenté le tableau clinique d'une invasion grippale.

Le petit malade était mal en train depuis près de trois
semaines, perte d'appétit, coryza, toux légère, céphalée
apparaissant sous forme de crises avec exacerbations princi-
palement le soir, fréquents épistaxis, courbature, une lassitude généralisée. Enfin, deux jours avant son entrée, il a eu
des vomissements fréquents qui se sont encore répétés au
moment de son arrivée dans le service; en même temps on

notait des convulsions généralisées. C'est de ce moment que l'enfant a dû garder le lit. Le 13 mai, on nous l'amène à l'hôpital.

Le 14, les convulsions sont arrêtées; l'enfant est dans un état de torpeur profonde; insensible aux excitations extérieures, ne répondant pas aux questions qui lui sont adressées, se plaignant cependant de sa tête qui est douloureuse au moindre déplacement.

Il présente des contractures musculaires au niveau de la nuque et de la colonne vertébrale avec de l'opisthotonos, pas de paralysie. Il est couché en chien de fusil. La raie méningitique est facilement provoquée.

L'anorexie est complète, la langue est saburrale, les vomissements sont absents, le ventre est rétracté et douloureux, la constipation opiniâtre, il n'y a pas eu de selles depuis cinq jours.

La rate est normale.

On note de l'irrégularité pupillaire et un peu de strabisme du côté gauche avec myosis.

Le réflexe pharyngien est diminué.

La respiration est irrégulière, saccadée, mais ne présente aucune altération à l'examen physique.

Le pouls est irrégulier, on note 103 pulsations.

La température atteint 38°2.

Le cœur ne présente pas de lésions.

Traitement. — Vessie de glace sur la tête; régime lacté.

Onctions sur la tête rasée avec { Iodoforme.. 10 gr.
{ Vaseline.... 40 gr.

Purgation avec { Calomel } àa..... 0 gr. 20
{ Jalap }

Température du soir 38°8.

Le 15 mai. — Délire moyen, la nuit. Le purgatif a pro-

voqué des selles abondantes. La température est descendue
à 37°8. Le pouls est toujours fréquent et irrégulier.

Céphalalgie toujours violente provoquant des plaintes.

On continue le traitement antérieur et on donne 1 gramme
d'antipyrine.

Température du soir, 38°8.

Le 16 mai. — L'état général est peu satisfaisant, les
vomissements ont reparu dans le courant de la nuit, le
délire a été plus violent que jamais, le pouls est à 150, et
cependant la température est peu élevée, de 38°5 le matin,
elle descend le soir à 37°1.

Le 17 mai. — Etat général meilleur, délire modéré,
toujours la nuit, pouls à 132. La température de 38°2 descend à 37°6.

Pas de selles dans le courant de la journée.

Le 18 mai. — Nuit sans délire.

Constipation persistante, on formule une nouvelle purgation : Calomel et Jalap, de chaque 0 gr. 20.

Température, 37°8 le matin, 38 le soir.

Le 19 mai. — Nuit un peu agitée, selles abondantes.
L'enfant se plaint moins de la tête, il est plus éveillé, semble s'intéresser à ce qui l'entoure.

Pouls toujours irrégulier. Température : matin 37°2 ;
soir 38.

On prescrit : Iodure de potassium, 1 gr.

Le 21 mai. — Même état général ; la température est
descendue à 37° sans nouvelle ascension ultérieure.

Pouls à 110, plus régulier, diarrhée, encore un peu de
céphalalgie. On continue le traitement jusqu'au 24 mai.

Le 1er Juin. — L'enfant sort de l'hôpital guéri.

Observation VIII

(Cornil et Duranto. *Bulletin de l'Académie de médecine*, 1895, p. 215).

Des accidents cérébraux curables dus à la grippe

Louise D..., âgée de 32 ans, ayant eu des attaques d'hystérie l'année dernière, fut prise, à la fin du mois d'octobre, d'une grippe caractérisée par de la céphalalgie et resta six semaines dans le service de M. Ferrand à l'Hôtel-Dieu. Elle entre le 26 décembre 1894 au nº 19 de la salle Saint-Martin avec une céphalée intense, accompagnée de cris et qui résiste à toutes les médications.

Le 7 janvier, perte subite de connaissance suivie d'un coma incomplet avec stertor, impossibilité de répondre aux questions qu'on lui pose, inégalité et diminution de la sensibilité des pupilles et paralysie motrice des deux membres, du côté droit sans anesthésie. Le bras est agité de convulsions rythmiques en flexion. La jambe est raidie en extension. Le nerf facial inférieur droit est paralysé, la bouche déviée à gauche, la langue tirée se porte à droite. Incontinence de l'urine et des matières fécales.

La malade est agitée, sans mot dire, et cherche à sortir de son lit. Plus tard, elle se tient en chien de fusil.

La température montée à 38º1, redescend à la normale les jours suivants.

Traitement. — Ventouses à la nuque, glace sur la tête.

Cet état semi-comateux dure trois semaines, jusqu'à la fin janvier. Dans les premiers jours de février, la malade reprend connaissance; la raideur du bras et de la jambe diminue, le bras n'est plus agité de tremblement que lorsqu'elle le remue.

La parole est très difficile; nous constatons de l'aphasie; les mots sont très difficiles à trouver ou dits les uns pour les autres; la malade sait bien ce qu'elle veut dire, elle fait effort pour trouver les mots et elle est obligée de les réapprendre, la céphalalgie disparaît; il existe une légère inégalité pupillaire. Les troubles des sphincters diminuent peu à peu.

Examen de l'œil. — Acuité visuelle très diminuée; la malade distingue à peine les objets comme dans un brouillard. Double stase sanguine dans les papilles. Mydriase légère avec saillie de la papille; veines très tortueuses indiquant une infection intra-crânienne.

Faiblesse des quatre membres plus accentuée à droite. surdité qui disparaît vers la fin de février.

Vers la fin de ce mois, la parole est toujours difficile et il manque encore beaucoup de mots; elle cherche et prend souvent un mot pour un autre. Pas de cécité verbale; la malade peut lire quand les caractères sont gros, mais elle ne peut pas écrire. Elle ne sait pas quelle forme donner aux lettres, ni de quelles lettres composer son nom. Il y a donc de l'agraphie.

Réflexes normaux ainsi que la sensibilité. La paralysie faciale a presque disparu. Quelquefois encore un peu d'incontinence d'urine.

5 mars. — Bien que la malade ait encore une légère aphasie, nous la regardons comme hors de danger et en très bonne voie de guérison. Son état général est excellent. Elle peut marcher avec le bras de l'infirmière.

OBSERVATION IX

(Cornil et Duranto : *Bulletin de l'Académie de Médecine*, 1895,
page 216).

Des accidents cérébraux curables dus
à la grippe.

H..., âgée de 36 ans, nerveuse, ayant eu, il y a deux ans,
une perte de connaissance suivie d'un état léthargique, fut
prise, le 10 janvier 1895, de violents maux de tête avec
douleur oculaire, courbature générale et fièvre avec frissons. Cet état grippal dura cinq à six jours et fut suivi de
vertiges avec bourdonnements d'oreille qui duraient environ dix minutes. Une seule fois elle perdit connaissance.

Le 23 février, céphalalgie violente avec assourdissement
qui persiste le lendemain ; le 25 février, en sortant du lit,
elle s'aperçoit qu'elle est paralysée et aphasique.

A son entrée, le 27 février, nous constatons une paralysie
presque complète du bras et de la jambe droite avec un
degré de contracture dans les fléchisseurs du bras, et anesthésie complète. Parésie du facial inférieur du côté droit.
Inégalité pupillaire qui disparaît le surlendemain. Rétrécissement du champ visuel.

L'ouïe est très diminuée des deux côtés, plus cependant
à droite qu'à gauche.

La parole est difficile, embarrassée ; la malade ne peut
trouver ses mots, ou les emploie les uns pour les autres ; il
existe une véritable aphasie.

Pas de fièvre. Rien du côté des sphincters.

5 mars. — La malade parle bien, entend bien. La parésie du mouvement, l'anesthésie persistent. L'état général
est très bon.

Observation X

Céphalalgie hystérique avec hémiparésie et hémianesthésie sensitivo-sensorielle de même origine, survenues à la suite de la grippe.

Le Joubioux. *De l'hystérie consécutive à la grippe*
(Thèse de Paris, 1889-90).

Mme X..., 30 ans.

Grande, blonde, déjà traitée à l'âge de 15 ans pour la chorée, a présenté à plusieurs reprises des attaques d'hystérie. Mariée à l'âge de 22 ans, elle est prise de vaginisme et va suivre un traitement à Névis. .

Enfin, au mois de janvier dernier, fut atteinte de la grippe. Au huitième jour de la maladie, céphalalgie, vomissements et phénomènes de paralysie du côté gauche.

À l'examen, on constate que la malade a une fièvre modérée, 38°5, pouls à 100, visage vultueux, yeux brillants. Elle accuse une céphalalgie très vive, frontale et circulaire; contracture douloureuse du sterno-cleido-mastoïdien du côté droit, se trouve dans l'impossibilité de tourner la tête; le bras gauche est insensible à la piqûre, de même que le membre inférieur correspondant; le sens musculaire et articulaire est presque aboli. Mme X... présente en outre un point ovarien gauche douloureux, un point mammaire, un point inter-scapulaire et un point bregmatique, de plus, des hallucinations de la vue, elle croit voir des animaux courir du côté anesthésié.

Le diagnostic porté est : céphalalgie hystérique avec hémiparésie et hémianesthésie de même origine.

Par compression des globes oculaires et par la suggestion, on fait cesser la céphalalgie et les vomissements; le sommeil, jusqu'alors impossible, est revenu.

Les phénomènes hystériques durèrent une quinzaine de
jours et un traitement hydrothérapique fut alors institué.

___

OBSERVATION XI

**Garçon de 14 ans. Méningisme ou pseudo-méningite,
suite de grippe. Azoturie. Guérison.**

(Comby. *Société médicale des Hôpitaux*, 1895, p. 835 et ss.)

Le jeune Jules B..., âgé de 14 ans, entre à l'hôpital
Trousseau le 3 mai 1895, salle Barrier, n° 5.

Rien dans les antécédents héréditaires ni personnels :
père mort à la suite d'un refroidissement, mère saine, trois
autres enfants bien portants. Bonne santé habituelle. Il
n'est malade que depuis trois jours ; il a été pris brusquement de céphalalgie avec douleurs dans les jambes, sans
diarrhée, ni vomissements, ni épistaxis. Délire depuis
deux jours.

État actuel. — Fièvre 39°8, état saburral, herpès labial,
prostration, intelligence affaiblie.

Ce qui frappe surtout, c'est la raideur de la nuque accompagnée d'une hyperesthésie généralisée, surtout au niveau
des membres inférieurs ; la palpation profonde des muscles
et des os arrache des cris au malade.

Auscultation négative.

Les urines sont dénuées d'albumine, mais, traitées par
l'acide azotique, elles laissent déposer une notable quantité
d'azotate d'urée. L'analyse montre, le 5 mai, 58 grammes
d'urée par litre. On prescrit le premier jour un paquet contenant 60 centigrammes de calomel et 60 centigrammes de
scammonée.

Le diagnostic porté au début fut : méningite cérébro-spinale sporadique. Il était basé sur la céphalée, la raideur de la nuque, le délire, l'hyperesthésie généralisée, la fièvre, l'herpès labialis.

Pour calmer les spasmes et les douleurs on prescrit 3 grammes d'antipyrine que l'enfant a pris pendant cinq jours consécutifs sans effet notable. En même temps, régime lacté, glace sur la tête.

La température tombe le soir du cinquième jour, à 37° 4, puis à 37° le lendemain.

Le 7 mai, la quantité des urines recueillies a été de 1,500 centimètres cubes contenant 35 gr. 50 d'urée.

Le 10 mai, onzième jour de la maladie, la température, après être restée six jours aux environs de 37 degrés, monte à 39° 2; on donne 50 centigrammes de calomel, elle retombe alors à 37° 6 et à partir de ce moment l'état ne cesse de s'améliorer et l'enfant peut sortir complètement guéri, mais dans un état d'amaigrissement qu'explique bien l'azoturie énorme qu'il a présentée.

OBSERVATION XII

(Jacqueau. *Lyon Médical*, 1800).

Phénomènes pseudo-méningitiques chez une jeune femme atteinte de grande hystérie.

F..., âgée de 20 ans, entre le 2 juin 1804 dans le service du Dʳ Carrier.

Elle connaît assez mal ses antécédents héréditaires et ne peut donner de renseignements précis : sa mère est bien portante, son père est d'un caractère emporté et paraît être alcoolique.

Elle a un frère âgé de 28 ans, en bonne santé. Trois autres frères et sœurs sont morts en bas âge de maladies inconnues.

Quant à ses antécédents personnels, la malade les ignore complètement, elle dit avoir joui jusqu'à maintenant d'une santé assez bonne.

Depuis quelque temps, elle est très affectée par des vexations continuelles dont elle serait la victime dans sa famille. En outre, il y a deux mois, elle perdit un petit neveu et cette mort lui causa un vif chagrin.

C'est sous le coup de ces divers ennuis que, rentrant de se promener, il y a cinq semaines, elle eut une syncope, premier début réel de la maladie.

Cette syncope avait du reste été précédée d'un malaise général qui datait de trois jours ; on ne sait si elle s'accompagna de phénomènes hystériques. Toujours est-il que trois semaines après, elle prit une véritable crise qui, cette fois, fut immédiatement suivie d'une impotence marquée des membres inférieurs, au point que la malade ne pouvait faire quelques pas sans être soutenue et était obligée de rester toute la journée couchée. Ce fut en outre là l'origine d'une série d'autres crises qui se répétèrent quotidiennement et presque sans interruption jusqu'au 2 juin, jour de son entrée à l'hôpital.

A ce moment, on peut observer ces crises et l'on voit qu'elles diffèrent les unes des autres : elles se traduisent tantôt par des contorsions de tous les membres, tantôt par la raideur du corps tout entier avec contracture en opisthotonos, tantôt enfin par un tremblement généralisé.

Dans tous les cas la malade pousse des cris inarticulés et presque continus.

A chaque crise la perte de la connaissance paraît complète, mais l'état de torpeur intellectuelle disparaît très vite après cessation de celle-ci. En outre, il n'y a jamais d'incontinence d'urine et il y aurait eu, quatre fois seulement, morsure de la langue.

La malade dit sentir parfois avant sa crise, une boule qui partant du bas ventre remonterait vers le gosier où elle produirait une sensation d'étouffement ; d'autres fois, le phénomène précurseur est une gêne mal définie au niveau de l'épigastre et que la malade traduit en disant : « Ça me tape sur l'estomac ».

Dès le lendemain de son entrée à l'hôpital, et subitement, la malade recouvre l'usage de ses membres inférieurs et peut marcher seule sans aucune parésie.

On l'examine et on constate une anesthésie cutanée généralisée. Toutefois, il existe trois zones très sensibles que la malade accuse un bandeau sur les yeux ; ce sont : la région ovarienne droite dont la pression même légère provoque une crise, la région sus-mammaire gauche et le sommet du vertex. Ces zones sont à la fois spasmogènes et spasmofrénatrices, mais c'est plus particulièrement la compression de la zone sus-mammaire qui arrête la crise.

On note en outre que le réflexe cornéen est intact, le réflexe conjonctival est diminué, le réflexe pharyngé aboli.

Le sens du goût a complètement disparu des deux côtés de la langue.

L'odorat est presque nul.

L'ouïe est diminuée surtout à droite.

Du côté de l'appareil de la vision, on constate que la malade ne peut distinguer à aucune distance les grandes lettres Z et U du tableau de Monoyer.

L'achromatopsie est complète : toutes les couleurs sont vues grises, sauf le rouge qui prend une teinte foutre. Le champ visuel est rétréci considérablement.

Les hallucinations auditives et surtout visuelles sont fréquentes.

Le caractère est peu modifié.

L'état général reste bon.

16 août. — La malade a des crises fréquentes de 8 à 10 par jour.

Le docteur Tournier tente la suggestion qui réussit; les crises s'espacent et le 20 la malade quitte l'hôpital, se considérant comme guérie.

Une dizaine de jours après, la malade rentre dans le service pour de nouvelles crises qui se continuent au nombre de 4 à 6 par jour.

. . . .

Le 4 janvier 1905. — Depuis quelques jours, la malade se disait un peu fatiguée, ressentant une très légère courbature et ayant un peu de diarrhée, lorsque subitement, ce matin à cinq heures, elle est tombée dans un coma à forme plus particulièrement méningitique. Elle est étendue sur son lit, immobile, le regard fixe, les pupilles dilatées, mais sans inégalité. Elle ne voit rien, ni ne sent rien sinon sur la sous-cloison du nez; si on la pique à cet endroit ou si on la secoue vigoureusement, elle pousse des cris et répète ces trois mots : me tue pas.

La respiration est rapide, irrégulière, mais sans rythme de Cheyne-Stokes.

Il n'y a pas de raideur de la nuque, ni de vomissements, le ventre est assez souple sans dépression anormale, ni ballonnement.

Rien de particulier au cœur, ni au poumon.

Le pouls est rapide. La température était hier à 39°1 ; ce matin à 38° ; à midi elle sera à 38°6.

On prescrit un lavement purgatif, on fait mettre une vessie de glace sur la tête.

5 janvier. — Le matin on constate une amélioration notable, la malade a pu parler, elle a reconnu les personnes de son entourage.

Le regard est moins fixe, moins plafonnant. La température est à 37°6.

A midi, l'amélioration constatée le matin a disparu : on constate maintenant de la raideur de la nuque, la bouche est sèche, la langue est fuligineuse ; il y a une abondante transpiration.

Les tentatives d'alimentation artificielle, au moyen de la sonde, demeurent vaines, les réflexes sont énormes, il y a des menaces d'asphyxie à chaque tentative d'introduction. La malade pousse des cris brefs et plaintifs, la respiration est fréquente à 42, irrégulière ; le pouls est à 104, mais régulier.

6 janvier. — Le matin, l'état paraît s'être encore aggravé. Les yeux sont fixes dirigés en haut. Il y a une raideur très accentuée de la nuque, un état comateux absolu.

La respiration accélérée à 46 est régulière.

Le pouls est à 100 peu tendu, régulier.

Le cœur est normal.

Il n'y a pas ou de vomissements. Le ventre est souple ; on perçoit des gargouillements dans la fosse iliaque droite.

Les pupilles réagissent bien à la lumière.

La température est à 37°0.

7 janvier. — La malade peut déglutir à petites gorgées un peu de lait qu'on fait glisser entre les dents. Mais elle pousse à nouveau des cris sans faire aucun mouvement.

Il y a un peu d'inégalité pupillaire. La nuque est toujours très raide.

La respiration est très rapide à 95. Le pouls à 104 est dépressible.

A 10 h. 1/2, M. Carrier examine la malade et subitement, au cours de l'examen, la respiration devient calme et le pouls tombe à 80. On fait un peu d'électrisation sans parvenir à faire cesser l'état comateux.

Le soir, sur les conseils du chef de service, on fait, à la malade, des lotion froides en lui jetant de l'eau sur le dos : aussitôt elle prend deux grandes crises avec contracture en opisthotonos ; on les arrête par compression des ovaires.

Une fois ces crises terminées, la malade parle presque comme à l'ordinaire, elle se met à boire et à manger, il ne lui semble pas qu'elle ait jamais eu rien d'extraordinaire.

8 janvier. — La malade est guérie, elle n'a pas eu de nouvelles crises.

On a fait l'analyse des urines au point de vue de la formule des phosphates, voici les résultats obtenus :

Pendant le coma :

Acide phosphorique des phosphates terreux... $0^{gr}47$

— — — alcalins... $1^{gr}51$

Après le coma :

Acide phosphorique des phosphates terreux... $0^{gr}18$

— — — alcalins... $0^{gr}01$

rapport environ de 1/5 à 5.

A sa sortie la malade est allée à Lourdes où on l'a trempée dans la piscine, elle en est sortie complètement guérie. Depuis elle n'a eu que deux crises sous l'influence d'émotions violentes, l'une à l'occasion de la mort de son père, la seconde d'un accès de folie chez sa mère.

Observation XIII

Méningisme et puérilisme mental chez une hysté-rique.

(Dupré et Camus, *Revue neurologique*, 1903)

L. C..., âgée de 18 ans, entre le 7 mai 1901 à la salle Saint-Louis à la Salpétrière, service du professeur Déjerine.

Son père est mort tuberculeux il y a quatre mois.

Elle a cinq frères ou sœurs, deux sont bien portants, trois sont tuberculeux.

La malade a été opérée d'une appendicite à chaud il y a trois mois et réopérée à froid il y a deux mois : la cicatrisation locale est parfaite.

On adresse la malade de chirurgie en médecine avec le soupçon de fièvre typhoïde.

État actuel. — L. C... est une grande fille de robuste apparence, grande et bien développée.

On constate chez elle un léger empâtement douloureux dans la profondeur de la fosse iliaque droite, de la diarrhée. Il y a quelques râles de bronchite, du mal de tête, de l'abattement, de l'insomnie et quelques vomissements bilieux. La température est à 38°6. Il n'y a pas de taches rosées.

Les jours suivants, arrêt de la diarrhée, mais les douleurs de tête persistent, ainsi que la fièvre, les douleurs iliaques et les vomissements.

L'évolution descendante de la température, et certains symptômes autorisent à soupçonner la fièvre typhoïde ; d'autres signes permettent de penser à une suppuration péricœcale profonde. Et cependant la malade ne présente pas d'altération typhique ou péritonéale du faciès, la peau reste froide : il existe un contraste frappant entre l'état général et les symptômes constatés.

On prescrit la diète lactée, des applications de glace sur la fosse iliaque droite, etc.

Du 16 au 10 mai se développe alors progressivement, un syndrôme de méningite avec céphalée intense, cris hydren-céphaliques, strabisme convergent, myosis, légère paralysie faciale inférieure gauche, ventre en bateau, constipation, raie méningitique.

Le signe de Babinsky est positif en extention du côté droit, avec hyperesthésie plantaire du même côté.

Les réflexes rotuliens sont légèrement exagérés.

Le pouls est à 80, la température oscille de 40 à 41°.

Le signe de Kernig est négatif.

La ponction lombaire pratiquée le 17 mai, donne un liquide clair, normal, sous pression assez forte, sans lymphocytose.

Le 18 mai, la température est, le matin, à 40°.

Les symptômes de la veille existent au grand complet : céphalée, strabisme, etc.

Le soir, brusque chute de la température à 37°3 dans le rectum, à 37° dans l'aiselle.

Les grands symptômes ont sensiblement diminué d'acuité.

Il existe une plaque d'hyperesthésie cutanée au niveau du bregma, et de l'hémi-anesthésie de tout le côté droit.

Le 10 mai, la température est normale. Il y a une plaque d'hyperesthésie à la région sous-mammaire droite, de l'hémi-anesthésie sensitivo-sensorielle droite.

On constate une dysphagie spasmodique persistante avec exagération du réflexe pharyngé, ainsi que du rétrécissement du champ visuel à droite.

On peut, quoique avec difficulté, alimenter la malade qui rejetait toutes les boissons depuis le début des accidents cérébraux.

Les jours suivants, atténuation progressive des signes constatés.

A partir du 19 mai, se développe progressivement, au fur et à mesure que la malade sort de son syndrome méningé, un état mental tout particulier dont le caractère le plus frappant réside dans le puérilisme, dont les manifestations sont continues et spontanées.

. . . .

Vers le 27 mai, le puérilisme s'atténue; la malade en offre seulement des crises passagères à l'occasion de la visite, mais paraît normale le reste du temps.

On note encore de l'arythmie respiratoire, de l'hémi-anesthésie sensitivo-sensorielle, un peu de strabisme intermittent. Le signe de Babinsky a disparu.

Les oscillations du gros orteil sont nulles ou non significatives. Le retour du réflexe des orteils au type de flexion a lieu le 20 mai et demeure normal depuis.

Le 1er juin, la mentalité est à peu près revenue à la normale et on ne constate plus que les stigmates hystériques plus haut notés.

Le 2 juin et durant trois jours, la malade présente une fièvre oscillant entre 39 et 40° symptomatique d'une angine herpétique franche qui évolue normalement.

Le 1er juillet, la malade guérie, mais conservant son hémianesthésie sensitivo-sensorielle droite, part pour le Vésinet.

. . . .

Le 11 novembre, L. C. rentre à l'hôpital Bichat.

La malade, qui a perdu, il y a quelques jours, sa sœur de méningite tuberculeuse, paraît très triste, abattue et manifeste des idées de suicide.

Le soir, la température est de 38° 6.

Il y a une violente céphalée frontale, des nausées.

Elle est couchée en chien de fusil et accuse de la photophobie. De 6 h. 30 à 7 heures, état syncopal.

Ensuite se développe très rapidement un syndrome méningitique inquiétant, avec contracture de la nuque, nausées, vomissements, ventre en bateau, constipation, raie méningitique, strabisme interne double, ébauche du signe de Kernig.

Le signe de Babinsky n'existe pas : les orteils réagissent en flexion.

La malade est en proie à une vive agitation avec cris, émission de phrases entrecoupées par l'arythmie respiratoire : la malade semble se défendre contre des hallucinations pénibles, elle crie et se lamente.

12 novembre. — La plupart des signes de méningite vont s'atténuant, sauf le strabisme convergent.

Cependant l'agitation persiste et nécessite une attentive surveillance.

Le 13, tentative de défenestration empêchée par l'infirmière.

Le 14, la malade est plus calme, les symptômes de méningisme disparaissent peu à peu. Seuls les stigmates hystériques restent.

Durant cette seconde attaque, le puérilisme a reparu, mais très atténué.

Le 10 novembre, la malade quitte l'hôpital. Nous l'avons revue quelques mois après, en bonne santé.

Les auteurs font suivre leur communication des considérations suivantes :

« L'épreuve cytodiagnostique négative, la guérison, le cadre étiologique et clinique dans lequel ont évolué les accidents, démontrent bien ici la nature non organique du syndrome : il s'est agi, en l'espèce, de méningisme hystérique et l'observation montre un

bel exemple de méningisme avec fièvre, strabisme
et toute l'apparence clinique grossière d'une méningite ».

MM. Brissaud et Bruandet disaient naguère dans
une observation *(Revue Neurologique,* 1903), que certains cas, comme celui qu'ils présentaient, auraient
pu être sans hésitation, il y a trois ou quatre ans,
rapportés au méningisme, à l'époque où la ponction
céphalo-rachidienne n'était pas devenue, comme elle
l'est aujourd'hui, un procédé courant d'exploration
diagnostique. Inversement, on peut dire ici, que sans
la ponction lombaire, on aurait certainement rapporté
à une méningite curable les accidents présentés par
notre malade. Le cytodiagnostic, qui révèle souvent
les lésions de la méningite dans les cas de prétendu
méningisme, montre, dans d'autres cas, la réalité du
méningisme, dans un syndrome où de fortes pré-
somptions militent en faveur de l'existence de lésions
méningitiques.

L'existence de la fièvre avec ascension thermique
à chiffres fort élevés, selon une courbe qui rappelle
celle des méningites, sans aucune raison saisissable
dans l'état des organes, est également remarquable. La
réalité de la fièvre hystérique, admise par Briquet,
contestée par d'autres, semble démontrée par les observations de Debove, Barié, Hanot et Boix, Fabre, Gui-
non, etc. La nature hystérique de ce symptôme semble
douteuse à Babinsky ; cependant il résulte des expériences de Debove que la fièvre peut, chez certains
sujets, être obtenue par suggestion. D'autres observa-

tions établissent la curabilité pithiatique de la fièvre
nerveuse, guérie par la psychothérapie (pilules de
mica panis). Dans notre cas, l'hyperthermie dont la
courbe a si exactement encadré le tableau des accidents cérébraux, appartient à la fièvre hystérique
avec pseudo-affection viscérale. Le méningisme hystérique fébrile est démontré par notre observation
dont la courbe est un des points les plus intéressants.

L'existence du signe de Babinsky, au cours du syndrome pseudo-méningitique, est également remarquable. L'extension du gros orteil droit a été obser-
vée pendant trois jours, au moment de l'acuité des
accidents fébriles et cérébraux ; puis la réaction de
l'orteil est devenue oscillante et enfin le type normal
de flexion s'est rétabli au bout de neuf jours.

Il faut attribuer l'apparition épisodique du signe de
Babinsky au trouble passager du système pyramidal,
déterminé par l'encéphalopathie corticale, dont nous
constatons les effets sans en connaître la nature. Une
perturbation temporaire des origines du tractus psy-
cho-moteur a suffi pour faire apparaître le plus déli-
cat et le plus précieux des signes de la pathologie du
faisceau pyramidal. Ces cas démontrent bien la valeur
diagnostique exquise du signe des orteils.

A noter aussi la récidive du méningisme, sous
forme d'une nouvelle attaque, provoquée chez L. C...,
à quelques mois d'intervalle, par la mort de sa sœur
qui succombe à une méningite tuberculeuse. Cette
mort doit figurer dans l'observation de notre malade,
non seulement comme une cause occasionnelle d'émo-

tion morale, mais encore et surtout comme une preuve
d'hérédité similaire de siège et de prédispositions
morbides chez les deux sœurs.

On remarquera aussi que la céphalée procède par
exacerbations, par crises, et dans l'intervalle des
accès il faudra chercher les points hyperesthésiques
du cuir chevelu et ces points bien localisés, où la
douleur est plus violente et d'où elle s'irradie par
toute la tête, seront un précieux appoint en faveur du
méningisme.

Il procède d'ailleurs lui-même par crises, par attaques; on se demandera s'il n'y a pas eu de crises antérieures.

Enfin on pourra avoir recours à la recherche des
phosphates dans les urines de la malade. C'est Gilles
de la Tourette et Cathelineau qui ont montré que
dans l'hystérie la proportion des phosphates alcalins
aux phosphates terreux se modifiait : normalement
cette proportion est de 1 à 3; dans l'hystérie, elle
devient comme 1 à 2 ou même 1 à 1, c'est le signe de
l'inversion des phosphates.

La ponction lombaire et l'examen du liquide
recueilli pourront fournir de précieuses indications;
la présence de lymphocites abondants dans le liquide
céphalo-rachidien est un bon signe de tuberculose,
c'est le cyto-diagnostic.

Cette méningite tuberculeuse, mortelle chez l'une
des deux sœurs, encadrée entre deux attaques chez
l'autre, en dévoilant les aptitudes morbides similaires
de l'écorce cérébrale chez les deux sœurs, démontre

6

à travers les épisodes de la pathologie individuelle, la réalité supérieure de la pathologie familiale. La susceptibilité élective de l'appareil méningo-cortical qui désigne en vertu d'une loi classique d'hérédité familiale, tant de frères et sœurs aux atteintes mortelles de la méningo-tuberculose, commande également chez les prédisposés, des attaques de méningisme. Ce syndrome, en dénonçant une vulnérabilité particulière de l'écorce cérébrale, en indiquant pour l'avenir la possibilité de méningites vraies, mortelles, comporte donc dans son pronostic individuel et familial, les réserves déjà formulées par l'un de nous et dont le cas présent fournit une frappante justification.

OBSERVATION XIV

(*Contribution à l'étude du méningisme.* Lamouroux, th. de Paris, 1001-1002).

Méningisme d'origine inconnue

Le nommé Ernest C..., âgé de 40 ans, garçon de magasin, est amené le 17 avril 1902, dans le service du docteur Oulmont à la Charité.

Les antécédents héréditaires sont inconnus.

Il a eu la variole à 11 ans, ensuite les fièvres intermittentes durant six mois; il habitait le département de la Nièvre. Il n'a pas eu de syphilis. Jamais auparavant il n'a eu la moindre attaque de nerfs, ni de perte de connaissance. Il est d'un caractère gai et enjoué, mais un peu vif et s'emporte facilement. Il a eu quelquefois des maux de tête, mais jamais d'hyperesthésie crânienne.

Pendant son adolescence, jusqu'à l'âge de 18 ans, il ressentait quelquefois, après le repas, des pesanteurs avec sensation de constriction au creux épigastrique, lui remontant au cou et accompagnées de nausées. Il n'est pas alcoolique ; il fait seulement usage de vin blanc dans la journée.

Depuis le commencement du mois d'avril 1902, c'est-à-dire quinze jours environ avant de tomber malade, son caractère avait changé sans motif, sans qu'il ait eu de contrariétés. Il était devenu triste, s'irritait facilement et faisait à sa fillette des remontrances incessantes et injustifiées.

Le jeudi 11 avril, il avait commencé à ressentir un léger malaise qui était allé en s'accentuant les jours suivants et qui consistait en courbature, céphalée, constipation. Le dimanche matin 14, il avait pu faire son ouvrage, mais avait ressenti de la douleur aux lombes; il avait déjeuné sans appétit. Le soir, la céphalée, la courbature augmentaient il ressentait des frissons et des douleurs dans les jambes et avait de l'agitation pendant la nuit.

Le lundi, même état. Une purgation reste sans effet sur la constipation et le soir il ne peut plus uriner. A 8 heures du soir, il a une première crise convulsive durant vingt minutes. Il délire, se raidit, fait de grands mouvements, a de l'écume aux lèvres. Après la crise il reste dans le coma pendant une heure et ensuite reprend ses sens. Mais il ne reconnaît personne et a du délire de paroles; il rit aux éclats quand on l'interroge.

Le mardi, il a une selle, mais n'urine toujours pas. Il peut boire un peu de lait, mais n'a pas eu du tout de vomissements. Il délire toute la journée et ne reconnaît personne. La nuit, il dort d'un sommeil calme.

Le mercredi matin, il a une deuxième crise semblable à la

première et durant un quart d'heure. Il pousse d'abord des éclats de rire, puis devient violacé, les yeux convulsés, toute la face déviée à droite et râlant comme si quelque chose le serrait à la gorge. Il est raide, contracturé, agité de convulsions, faisant de grands mouvements avec les bras et les jambes. Il se découvre sans cesse, veut se lever et on a de la peine à le maintenir au lit. L'agitation persiste, quoique moins vive, pendant une heure environ ; il veut encore se lever et essaie plusieurs fois de sortir de sa chambre. Cette attaque est suivie d'une légère éruption purpurique sur la poitrine, mais il n'y a pas trace d'herpès. Il tombe dans le coma et c'est alors qu'on l'amène à la Charité.

L'interne de garde, en l'absence de renseignements bien précis, pense à une méningite ou à de l'urémie et lui fait une saignée de 300 grammes.

La température est de 39°5 et le pouls à 68.

La respiration est calme. Le malade est en état de stupeur complète, la tête reportée du côté droit et les membres présentent une légère contracture. Trismus peu accentué et légère raideur à la nuque. Le malade réagit néanmoins aux excitations et manifeste sa souffrance quand on essaie de lui soulever la tête. Le signe de Kernig est absent. Il y a de la rétention d'urine qui nécessite une évacuation à la sonde. On observe la raie méningitique.

Le lendemain jeudi, l'état est à peu près le même, mais la température n'est plus que de 37°6, le pouls à 66. On pratique une ponction lombaire qui donne issue à un liquide parfaitement limpide et sortant goutte à goutte, ce qui témoigne que sa pression n'est pas exagérée. Ce liquide, centrifugé et examiné au microscope, ne laisse voir sur les préparations ni éléments cellulaires, ni microbes.

Le vendredi 10 avril, le malade paraît encore absorbé et ses réponses témoignent d'un état délirant. La langue est sale et sèche, la température est à 37°5 et la constipation persiste. Le trismus a disparu, mais on observe une légère inégalité pupillaire.

Le samedi 20, changement complet. Le malade, absolument revenu à lui, répond correctement et lit son journal. Les pupilles sont redevenues égales, mais il persiste une légère raideur de la nuque.

Le 23 avril, la raideur de la nuque a disparu et le malade va tout à fait bien. Il lui reste seulement une vive douleur, accompagnée d'anesthésie de la peau, sur une zone de la dimension d'une pièce de 2 francs au niveau de la partie droite de l'articulation sacro-vertébrale. Peut-être est-ce là un effet de la ponction lombaire et en grande partie de cause psychique.

L'examen somatique du malade n'a révélé aucun stigmate d'hystérie à part une insensibilité pharyngée très marquée. Sensibilité cutanée parfaite des deux côtés et sur tous les points du corps.

De même à l'examen des divers sens. Pas le moindre rétrécissement du champ visuel pour aucune couleur, pas d'hémispasme facial.

Le malade est extrêmement suggestible. Nous l'avons revu au mois d'octobre en parfaite santé.

Observation XV

Méningisme et puérilisme mental
chez une hystérique, à l'occasion d'une grippe.

(Ménétrier et Bloch : *Société médicale des Hôpitaux de Paris.*
14 avril 1905).

Au cours de l'épidémie de grippe de cet hiver, nous avons observé, chez une jeune femme présentant des stigmates hystériques nets, un ensemble symptomatique assez spécial. L'affection dont elle fut atteinte évolua d'abord comme une grippe à forme nerveuse accompagnée d'un syndrome méningé des plus complets; puis, au début de la convalescence, nous vîmes se produire chez elle des troubles mentaux revêtant la forme décrite récemment par M. Dupré sous le nom de puérilisme mental.

X..., 22 ans, infirmière, entre le 3 janvier 1905 dans notre service, à l'Hôpital Tenon. Prise brusquement, le 30 décembre, de céphalée, frissons et courbature, elle n'en a pas moins continué son service, jusqu'à ce que le malaise plus intense et les maux de tête devenus tout à fait intolérables l'aient contrainte de prendre le lit.

Dans l'après-midi du 3 janvier, la température était de 39°4. La malade, couchée en chien de fusil, à la fois abattue et agitée, répond aux questions d'une voix faible et saccadée. Elle se plaint, par-dessus tout, d'une céphalée excessivement intense, exacerbée par le moindre mouvement et le bruit le plus léger. Elle présente, en outre, une courbature généralisée avec endolorissement des masses musculaires. Enfin, elle souffre d'un état nauséeux des plus pénibles.

Anorexie absolue, langue saburrale.

Dans la poitrine, râles sous-crépitants diffus.

Pouls : 96.

Pas d'albumine dans les urines.

Légère raideur de la nuque; de temps à autre, un peu de grincements de dents.

La nuit est mauvaise : insomnie, agitation, délire tranquille. Un vomissement muco-bilieux.

4 Janvier. — Le matin, température : 38°5.

La tête est rejetée en arrière, la nuque, d'une raideur telle que l'on peut soulever le corps tout d'une pièce, en prenant point d'appui sur l'occiput.

Cette rigidité s'étend à tout le tronc, qui est fortement

incurvé en opisthotonos. Les cuisses et les jambes sont fléchies, inextensibles. Signe de Kernig des plus nets. La
malade gémit continuellement ou murmure des paroles
inintelligibles. La face est grimaçante, les globes oculaires
et les paupières animés de mouvements incessants. A chaque instant, mâchonnements et grincements de dents.

La céphalée est toujours extrêmement vive ; une lumière
un peu forte ne peut être supportée. La malade se plaint
en outre de douleurs diffuses assez intenses au niveau de
l'abdomen, bien que l'examen ne relève rien de particulier
dans cette région ; il existe d'ailleurs une hyperesthésie
généralisée. La palpation des masses musculaires est douloureuse, ainsi que la pression des globes oculaires.

Réflexes exagérés. Pas de phénomène des orteils. Pas de
troubles de la vision ni de l'audition.

Mobilité et reflectivité pupillaires normales. Par inter-
mittences, léger strabisme convergent.

Ventre légèrement rétracté. Raie méningitique intense
et persistante.

Anorexie absolue, langue couverte d'un épais enduit
blanchâtre.

Nausées fréquentes ; quelques vomissements. Ni constipation, ni diarrhée.

Pas de modification dans les signes stéthoscopiques du
côté de l'appareil respiratoire.

Pouls : 104.

5 janvier. — Température : 37°5.

Pas de changement notable. Phénomènes d'excitation
persistants. Agitation extrême, délire. Mouvements désor-
donnés des membres, sans convulsions à proprement parler.

6 janvier. — Le tableau clinique s'est modifié. L'excitation a fait place à une dépression profonde. La malade,

très abattue, silencieuse et immobile, reste étendue dans son lit. Les membres supérieurs et le tronc sont en résolution. Cependant la raideur de la nuque persiste, bien que moins accentuée, ainsi que le signe de Kernig. Les cuisses et les jambes encore aujourd'hui restent fléchies, même dans le décubitus dorsal, et la moindre tentative pour les étendre provoque de vives douleurs. Le délire a tout à fait disparu ; la malade répond aux questions, mais d'une voix gémissante, aiguë, avec des intonations presque enfantines.

Température : 38°.

Plus de vomissements, ni de céphalée.

7 et 8 Janvier. — État somatique tout à fait satisfaisant. L'appétit est revenu, la fièvre définitivement tombée. Diurèse abondante. La raideur de la nuque a disparu, celle des membres inférieurs persiste encore. En somme, la malade est en pleine convalescence.

En revanche, elle présente un état mental tout à fait particulier.

Toute son attitude est celle d'une fillette de 6 à 7 ans. Elle a retrouvé jusqu'au zézaiement de l'enfance.

On la trouve le lendemain jouant avec un petit chien noir mécanique, qu'une de ses compagnes lui a donné, et elle le montre avec force témoignages de joie et toutes sortes de petites mines enfantines.

Cet état persiste sans modifications pendant deux jours.

9 Janvier. — Les troubles mentaux sont très atténués ; la malade ne s'amuse plus avec ses jouets.

Elle quitte le service le 16 Janvier complètement guérie. Revue plus tard pour s'enquérir des antécédents et examiner son état nerveux en période normale.

Mère tuberculeuse. X... est l'aînée de six enfants : tous ses frères et sœurs sont morts à des âges divers de méningite tuberculeuse sous ses yeux même.

Réglée à 17 ans. Fièvre typhoïde.

A 18 ans, pelvi-péritonite à la suite d'une fausse couche.
Il y a cinq ans, a fait en Afrique un court séjour pendant
lequel elle semble avoir eu une atteinte de paludisme.

Elle est infirmière depuis trois ans et en somme bien portante, c'est d'ailleurs une fille de grande taille et d'aspect
robuste.

Elle présente une zone d'anesthésie complète et bilatérale
au niveau des seins et un rétrécissement notable du champ
visuel. Au point de vue psychique, on peut relever chez elle
une sorte de vanité enfantine, une tendance immodérée à se
donner en spectacle et surtout un besoin irrésistible que l'on
s'occupe d'elle. En somme, ces stigmates nous autorisent à
considérer X... comme une hystérique avérée.

« Si maintenant nous cherchons à nous rendre
compte de la nature des phénomènes observés chez
notre malade, l'interprétation nous semble devoir en
être celle-ci :

X... s'est présentée à nous dès le commencement
avec les signes d'une affection fébrile aiguë; la brus-
querie du début, la diffusion des signes, leur nature
semblent indiquer qu'on se trouve en présence d'une
grippe, hypothèse rendue vraisemblable par le nombre des cas de cette maladie présents dans nos salles
à ce moment. Les troubles nerveux d'apparence
méningitique dont s'est compliquée cette attaque de
grippe, trouvent évidemment leur explication dans la
tare névropathique que nous avons relevée chez
notre malade. Mais peut-être est-il permis d'aller plus
loin. Rappelons que cette jeune femme avait assisté
à l'agonie de ses cinq frères et sœurs, tous morts de

méningite tuberculeuse, que ces morts répétées
l'avaient profondément frappée. Les quelques notions
de médecine qu'elle avait pu recueillir du fait de sa
profession d'infirmière n'avaient fait vraisemblable-
ment que renforcer ces impressions; elle redoutait
sûrement pour elle-même la méningite tuberculeuse.
Le bagage de suggestion qu'elle avait ainsi accumulé
n'a certainement pas été étranger à la forme particulière qu'a revêtue chez elle une affection banale.

La ponction lombaire n'a pas été faite.

. . . .

Dans le polymorphisme des formes nerveuses de
la grippe, il faut, croyons-nous, faire une part importante aux tares névropathiques antérieures; et l'hystérie, dans ces cas fréquents, semble devoir être invo-
quée pour expliquer bon nombre de ces accidents.
C'est ainsi que nous avons observé au cours de la
même épidémie deux autres malades qui ont présenté une céphalée assez persistante pour suggérer
l'idée d'une détermination méningée; or, dans ces
deux cas encore, nous pûmes relever l'existence de
stigmates hystériques, permettant un tout autre diagnostic et un pronostic plus favorable, vérifié, en
effet, par l'évolution ultérieure. »

Traitement

La thérapeutique du méningisme hystérique sera restreinte.

Il ne faudra pas s'arrêter à une thérapeutique symptomatique qui n'aura aucune influence, non seulement sur les symptômes, mais encore sur l'évolution du syndrome.

Il sera nécessaire de s'attaquer d'emblée à la cause, à l'hystérie : pour cela, un traitement général approprié et la médication antispasmodique pourront rendre des services.

La valériane, sous forme de valérianate d'ammoniaque (formule de Pierlot) sera donnée avec avantage, à la dose de deux ou trois cuillerées à café par jour.

L'hydrothérapie sous ses diverses formes : douches ordinaires, douches écossaises, lotions froides suivies de frictions sèches, — suivant l'intensité variable des symptômes et suivant les moyens dont on peut disposer, — rendra de véritables services aux malades et aux médecins.

Dans le domaine psychique, on pourra tenter la

suggestion sous toutes ses formes : soit en donnant
aux malades l'assurance ferme d'une guérison rapide
et prochaine, ne dépendant que d'eux-mêmes, soit
en frappant leur imagination par l'administration de
médicaments inoffensifs dont on leur vantera l'action énergique tels que : « pillules de mica panis » et
mieux encore « teinture de crocus sativus », bleu de
méthylène. Et nous avons vu bien souvent « l'auto-
suggestion » provoquée par « l'expectant attention »
ainsi mise en jeu donner d'excellents résultats dans
le service de M. le professeur Mosso.

———

CONCLUSION

D'après l'étude que nous venons de faire du méningisme, nous pouvons formuler, sous forme de conclusions, les propositions suivantes.

1° Le *méningisme* est un syndrome dont la pathogénie n'est pas encore complètement élucidée.

2° Au point de vue clinique, il peut simuler les méningites séreuses décrites par Hutinel ou la méningite tuberculeuse.

3° Il se montre chez les sujets ayant déjà une tare nerveuse; le plus souvent chez des hystériques avérés. Il pourrait être cependant la première manifestation d'une hystérie ignorée.

4° Le pronostic favorable en général, puisque la vie n'est pas menacée contrairement aux craintes qui s'imposent avant que le diag-

nostic soit établi, reste sérieux en ce sens que
le méningisme se montre d'ordinaire dans
l'hystérie gravement caractérisée.

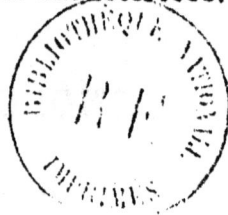

BIBLIOGRAPHIE

ARNOZAN. — Attaque d'hystérie à forme méningitique. *Gazette médicale de Bordeaux 1873.*

BÉZY et BIBENT. — De l'hystérie infantile et juvénile, Paris, 1900.

BRIQUET. — Traité clinique et thérapeutique de l'hystérie Paris, 1859.

BARDOL. — De l'hystérie simulatrice des maladies organiques de l'encéphale, Th. de Paris n° 82, 1892-1893.

BRIONNE. — Contribution à l'étude de la forme nerveuse de la grippe et de ses complications, Th. de Paris n° 373, 1889-1890.

BRISSAUD et BRUANDET. — Méningisme, mono-nucléose du liquide céphalo-rachidien. *Revue neurologique*, Paris, 1903, page 528.

CHARCOT. — Leçons du mardi à la Salpêtrière, n° 14, 1888.

CARAMANO. — La fièvre hystérique, *Presse médicale, 1905,* page 595.

CHANTEMESSE. — Etude sur la méningite tuberculeuse de l'adulte; les formes anormales en particulier, Th. de Paris, 1884.

— Pseudo-méningite hystérique. Inversion de la formule des phosphates. *Bull. et mém. de la Soc. des Hôpitaux,* 1891, p. 258.

CORNIL et DURANTE. — Des accidents cérébraux curables dus à la grippe. *Bulletin de l'Académie de Médecine,* 1895, p. 215.

COMBY. — Le méningisme chez les enfants. *Gazette des Hôpitaux,* 1896, page 268.

Dupré. — Le méningisme, 1er Congrès de Médecins français de Lyon, 1894.

Dupré et Camus. — Méningisme et puérilisme mental chez une hystérique. *Revue Neurologique*, 1903, p. 657-661.

Gilles de la Tourette. — Traité clinique et thérapeutique de l'hystérie, Paris, 1893.

Hutinel. — Les méningites non suppurées (méningisme-méningites séreuses.) *Rev. des Mal. de l'Enfance*, 1902, page 145.

Lamouroux. — Contribution à l'étude du méningisme, Thèse de Paris, 1901-1902, n° 276.

Le Joubioux. — De l'hystérie consécutive à la grippe, Thèse de Paris, 1889-90, n° 238.

Macé. — Accidents pseudo-méningitiques chez les hystériques, Thèse de Paris, 1888.

Ménétrier et Block. — Méningisme chez une hystérique à l'occasion d'une grippe. *Rev. Neurologique*, 1905, p. 1161.

Pitres. — Leçons cliniques sur l'hystérie, 1891, volume 1, page 202.

Peters (R.) — Etude clinique et pathogénique de la pseudo-méningite (archives russes de pathologie et de médecine clinique et de bactériologie.) Broïdo, *Presse Médicale*, 2 août 1902.

Pochon. — Méningisme et méningite. Thèse de Paris, 1897-98, n° 137.

Rœsch. — Recherches et considérations sur le méningisme chez les enfants. Thèse de Paris, n° 20, 1895-1896.

Royet. — Méningite cérébro-spinale d'origine otitique. Th. de Paris, 1904-1905, n° 155.

Trouillet. — Sur soixante et onze cas de méningo-encéphalopathie d'origine grippale. Comptes rendus de la Société de Biologie, Paris, 1906, p. 234-236.

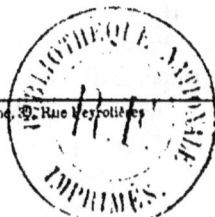

Imp. Coopérative Toulousaine, 9, Rue Peyrolières.

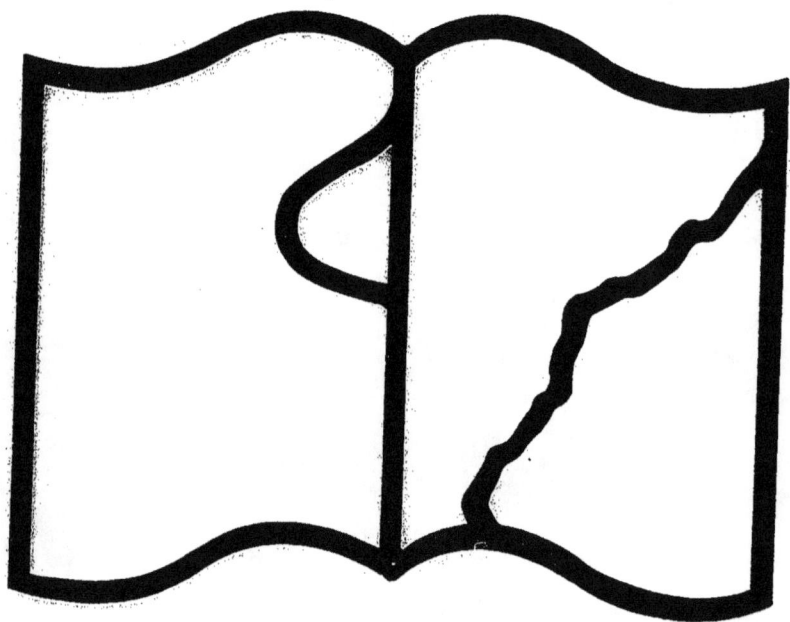

Texte détérioré — reliure défectueuse

NF Z 43-120-11

www.ingramcontent.com/pod-product-compliance
Lightning Source LLC
Chambersburg PA
CBHW071106210326
41519CB00020B/6181